Carmen Ramirez Schmidt
Katharina Lewe

Der Schatz hinter dem Drachen

Yoga
und Chakren
für Kinder
und Jugendliche

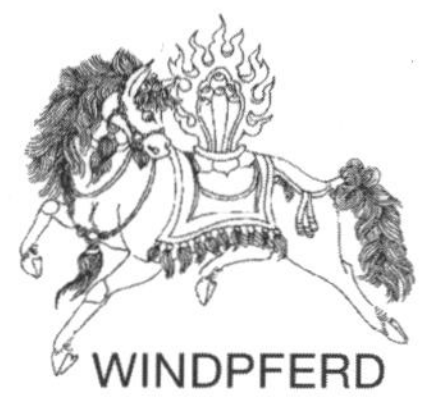

WINDPFERD

Anmerkung der Autorin
Die Benutzer dieses Buches sollen in einem guten gesundheitlichen Allgemeinzustand sein und keine gravierenden Probleme haben. Die Autorin übernimmt keine Haftung, falls es beim Ausüben der hier beschriebenen Yogahaltungen zu Verletzungen kommen sollte. Wir haben auf die Abbildung der Melodien verzichtet, da diese leicht im Internet gefunden werden können.

Titel der Originalausgabe: *„Der Schatz hinter dem Drachen“* 2019

https://www.kinder-yoga-berlin.de

1. Auflage 2020

Gestaltung: Katharina Lewe, Berlin
Illustrationen: Johanna Eberle, Berlin

Umschlagdesign: Katharina Lewe unter Verwendung einer Illustration von Johanne Eberle
Layoutumsetzung und Satz: Marx Grafik & ArtWork
Druck und Bindung: Grafik + Druck digital K. P. GmbH, München
Das verwendete Papier ist mit dem Umweltlabel „Blauer Engel“ zertifiziert.

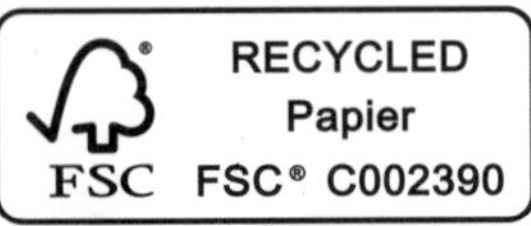

Printed in Germany
ISBN 978-3-86410-253-0
www.windpferd.de

Ich widme dieses Buch meiner Seelenfreundin Simon.
Ihre Begleitung und Unterstützung bei allem, was ich tue, unter anderem auch bei dem Entstehen dieses Buches, ist für mich ein unendlicher Schatz, der nicht mit Worten auszudrücken ist.

Danke
– an meine Freundin Manuela, die ohne Zögern, trotz eines umfangreichen Arbeitsalltags und einem sehr ausgefüllten Freizeitprogramm, das Buch nach Rechtschreibung und Fehlern korrigiert hat. Und davon gab es viele.

– an meinen Mann Andreas, der sich hochkonzentriert am Feierabend logistisch durch das Buch gearbeitet hat. Sachinhalte und Formulierungen wurden auf ihre Richtigkeit überprüft und verbessert. Vieles wurde durch seine Korrekturen klarer und einfacher.

– an meine Yogaschülerin Kathi, ein Engel, der mir zugeflogen ist. Die Gestaltung des Buches ist ihre Abschlussarbeit der Grafikdesign-Ausbildung. Ihre Freude und Begeisterung sowie ihre feine, ästhetische und absolut perfekte grafische Umsetzung ahnte ich schon, bevor sie die erste Arbeit gemacht hat.

– an meine treue und langjährige Yogaschülerin Johanna. Beim Zeichnen kann sie sich entspannen und ihre eigenen Gedanken darstellen. Ihre wunderschönen Bilder sind lebendig und seelenvoll. Es ist für mich immer wieder eine Freude, sie anzuschauen. Ich bin sehr dankbar, dass sie trotz Abiturstress das Cover gestaltet hat.

– an Ina, meine liebe Nachbarin, die Frau vom Fach! Ihre beruflichen Erfahrungen im Verlag gaben dem Buch den letzten wichtigen Schliff.

Mein besonderer Dank gilt meinen jugendlichen Yogis und Yoginis:
Jessica, May Reed, David, Aurelia, Lotte, Kimberly, Eleonore und Meli.

Verbünde dich mit deinem Drachen und fliege los zu deinem goldenen Schatz!

INHALT

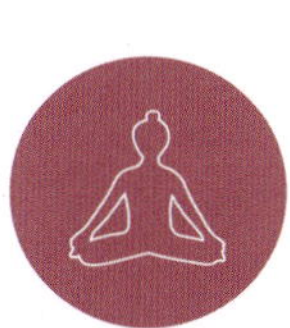

IN mehreren Yogakursen für jugendliche Yogis zwischen neun und fünfzehn Jahren haben wir uns theoretisch und praktisch mit Yoga und den Chakren beschäftigt. In diesem Buch bekommst du die Möglichkeit, noch einmal selbst damit zu arbeiten. Es ist sehr persönlich geworden, da ich einiges aus unseren eigenen Erfahrungen aufgeschrieben habe.

Beim Yoga sind der äußere und der innere Körper nicht voneinander zu trennen. Die Wirkungen des Yogas, die du außen spürst, haben Einfluss auf dein Inneres, deine Gefühle und dein Verhalten.
Die Chakren sind Teil eines uralten Energiesystems. Es wirkt von innen nach außen. In unserer Yogapraxis konnten wir durch eigene Erfahrungen Verbindungen zwischen Yoga und Chakren kennenlernen.
In diesem Buch habe ich einerseits die Theorie zu den Chakren beschrieben, aber auch viel Wert darauf gelegt, dass du ganz praktisch damit arbeiten kannst. Unterschiedliche Yogasequenzen, passend zu den Chakren, helfen dir beim eigenen Üben zu Hause.

Warum heißt das Buch „Der Schatz hinter dem Drachen"?
Als ich angefangen habe, mich mit den Chakren und Yoga zu beschäftigen, ist mir einiges sehr deutlich geworden. Alles hat mindestens zwei Seiten: ein Außen und ein Innen. Hinter jeder Dunkelheit gibt es ein Licht. Als Symbol für die Dunkelheit habe ich den *Drachen* gewählt und als Symbol für das Licht den *Schatz*.
In der westlichen und der orientalischen Mythologie steht der Drache für Chaos und Finsternis. In Asien steht er eher für positive Eigenschaften, wie Glück, Fruchtbarkeit und Macht. Je nachdem, wie du den Drachen, der in dein Leben kommt, betrachtest, kannst du dahinter den Schatz erkennen.

In diesem Buch findest du Anregungen, wie du den Schatz hinter dem Drachen sehen kannst – also alles das, was sich an positiven Dingen aus einer für dich unerfreulichen, nicht schönen Situation entwickelt hat. Auch du hast eine *helle* und eine *dunkle* Seite. Beide zusammen machen deine Persönlichkeit aus. Lerne sie kennen und wertschätzen. Gemeinsam machen sie dich einzigartig.

Auch möchte ich dich dazu auffordern, nicht alles bedingungslos zu glauben. Hinterfrage die Dinge und bilde dir mit Verstand und Gefühl eine eigene Sicht darauf. Der Mensch ist dazu bestimmt, sich zu verändern und zu entwickeln, genauso, wie die Kreisläufe in der Natur.
Nichts ist fest, alles ist im Fluss! Ich glaube daran, dass wir ein Teil eines großen Ganzen sind; dass wir hier auf der Erde sind, um uns kennenzulernen und unseren eigenen Beitrag für das große Ganze zu leisten. Das Arbeiten mit Yoga und den Chakren kann dir dabei helfen.

In diesem Sinne wünsche ich dir beim Lesen und Arbeiten mit unserem Buch viel Spaß!

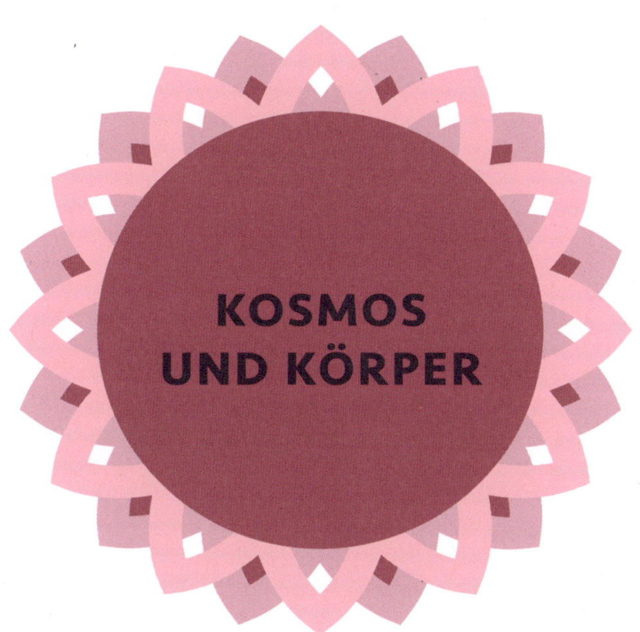
KOSMOS
UND KÖRPER

HIMMELSKÖRPER

Hier erfährst du ein wenig über die äußeren Zusammenhänge von der Erde und den Himmelskörpern. Du wirst lesen, dass alles miteinander verbunden ist und sich aufeinander auswirkt.

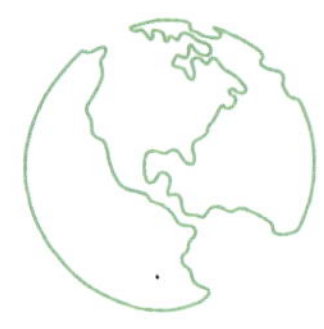

Die Erde
Die Erde ist einer von neun Planeten, die um die Sonne kreisen. Sie wird von der Sonne am Tag beschienen. Sie besteht unter anderem aus Wasser und Sauerstoff. Nach dem jetzigen wissenschaftlichen Stand ist sie der einzige Planet, auf dem man so leben kann, wie wir es tun.
Viele sehen die Erde als lebendigen Organismus. So hat alles, was mit den Lebewesen, dem Wasser und unserem Boden passiert, Auswirkungen auf den ganzen Planeten.
Die Erde dreht sich täglich, entgegen dem Mondsystem in 24 Stunden, einmal um ihre Achse. Sie dreht sich in 365 Tagen um die Sonne. Durch Hitze im inneren Kern und die Rotation der Erde sendet die Erde magnetische Strahlen aus. Diese schützen die Erde vor der Sonne und dem Wind. Das natürliche elektrische Magnetfeld der Erde verändert sich unter anderem durch die Jahreszeiten, mit dem Wetter und dem Ort.

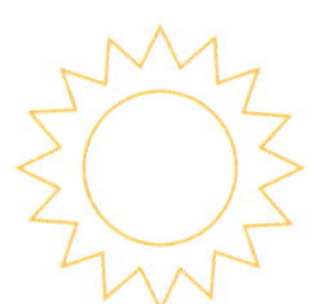

Die Sonne
Die Sonne gibt allen Lebewesen Licht und Wärme. Ohne sie gäbe es kein Leben. Der Sonnenaufgang und der Sonnenuntergang symbolisieren den Tod und die Wiedergeburt sowie die Mondphasen.

Der Mond
Der Mond ist ein natürlicher Satellit. Er beeinflusst unseren Kalender und unsere Gezeiten. Er verhilft somit zu Ebbe und Flut, indem er zweimal am Tag, die Ozeane der Erde zu sich hinzieht. In 28 Tagen umkreist er die Erde. Der Mond hilft, die Erde in einer bestimmten Achse zu halten. Er wird von der Sonne in der Nacht beschienen.

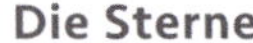

Die Sterne
Es besteht in einigen alten Kulturen der Glaube, dass unsere Galaxie, die Milchstraße, eine Brücke zwischen Erde und Himmel sei. Einige Sterngruppen in der Milchstraße bilden Muster, die man als Sternbilder bezeichnet. Seit Urzeiten versuchen die Menschen die Konstellationen und Bewegungen der Sterne, Planeten und Monde zu verstehen. Die Astrologie ist die Lehre von Sonne, Mond und Planeten und ihrem Einfluss auf uns.

KOSMISCHE GESETZE

Hier erfährst du etwas von den inneren Prozessen der Menschen miteinander. Sie sind wie die Chakren nicht sichtbar, aber deutlich spürbar in der Harmonie oder Disharmonie.

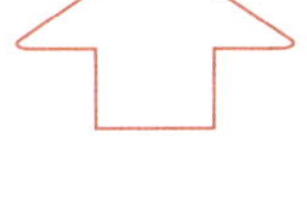

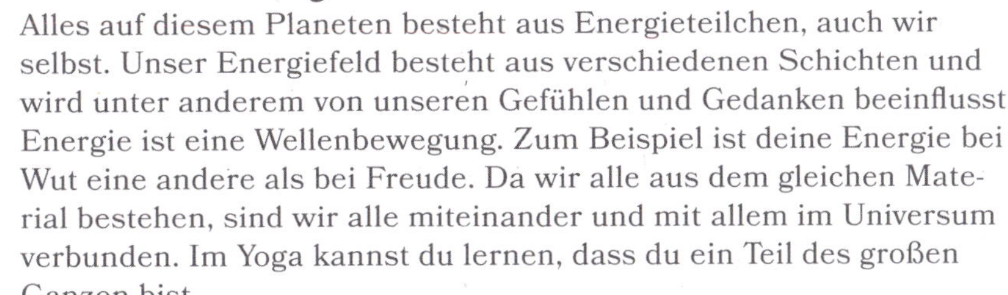

Das Gesetz der Energie

Alles auf diesem Planeten besteht aus Energieteilchen, auch wir selbst. Unser Energiefeld besteht aus verschiedenen Schichten und wird unter anderem von unseren Gefühlen und Gedanken beeinflusst. Energie ist eine Wellenbewegung. Zum Beispiel ist deine Energie bei Wut eine andere als bei Freude. Da wir alle aus dem gleichen Material bestehen, sind wir alle miteinander und mit allem im Universum verbunden. Im Yoga kannst du lernen, dass du ein Teil des großen Ganzen bist.

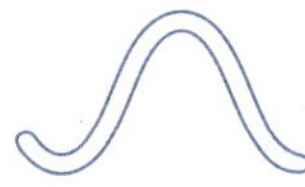

Das Gesetz der Schwingung

Die Energie ist seit Anbeginn der Schöpfung vorhanden. Sie schwingt unterschiedlich schnell. Wenn sie langsam schwingt, können wir sie sehen, zum Beispiel materielle Gegenstände wie einen Tisch. Wenn sie schnell schwingt, ist sie unsichtbar, zum Beispiel Funkwellen.

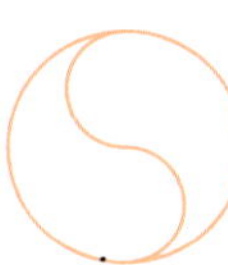

Das Gesetz der Polarität

Gleichgewicht entsteht durch Gegensätze. Überall im Leben gibt es Gegensätze, die nur zusammen ein Gleichgewicht schaffen, wie zum Beispiel Sonne und Mond, Tag und Nacht, warm und kalt, Freude und Trübsinn. Dazu gehören auch die Energien von Yin und Yang. Sie sollen zusammen die Harmonie im Universum schaffen. Auch wir haben in uns eine dunkle Seite und eine helle Seite. Es ist gut, sie beide zu kennen und sie auszugleichen.

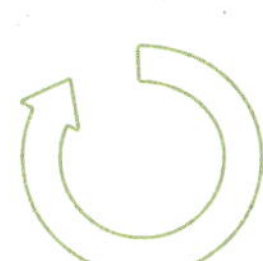

Das Gesetz der Kreisläufe

In der Natur bilden die Jahreszeiten einen Kreislauf. Auch die Menschen haben ihren Kreislauf. Dieser fängt mit der Geburt an und endet mit dem Tod. Auch unsere Seele folgt solch einem Rhythmus. Es gibt Menschen, die glauben, dass wir alle hier sind, um unsere Seele kennenzulernen. Ich glaube das auch.

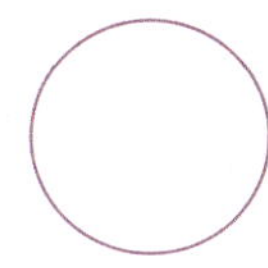

Das Gesetz der Einheit

Da wir alle zu einem Universum gehören, sollten wir uns um andere kümmern wie um uns selbst. Jeder hat hier seinen Platz und – wie in einer großen Familie – eine Aufgabe zu erfüllen. Das ist nicht einfach, da wir nicht alle gleich gerne mögen, doch auf kosmischer Ebene sind wir alle gleich.

KOSHAS

Jetzt geht es um die Wirkung von Yoga auf dich, deinen Körper und deinen Geist. Wie sich dein Körper nach dem Yoga anfühlt, weißt du genau. Aber es passiert auch eine ganze Menge mit deinen Gefühlen und Gedanken. Davon kannst du im nächsten Abschnitt lesen. Man ordnet es der Yoga-Philosophie zu.

Dein äußerer und dein innerer Körper beim Yoga
Yoga macht uns bewusst, dass wir mehr sind als nur Knochen, Muskeln und Blut. Wir können einen Zugang zu unserem Innenleben, zu unserem Geist und unserer Seele finden.
Die Seele ist unser wahrer Kern, dem wir mit Hilfe von Yoga näher kommen können. Durch regelmäßiges Yoga, bewusste Atemwahrnehmungen und positive Verhaltensweisen erleben wir nicht nur äußerliche Veränderungen. Wir nehmen auch unsere Gedanken und Gefühle besser wahr. Wenn du eine Yogahaltung durch stetes Üben immer besser meisterst, fühlst du dich gut. Du erkennst, dass du durch dein eigenes Verhalten Einfluss auf dich ausüben kannst.
Das lässt sich auf deinen ganzen Alltag übertragen und ist ein wahrer Schatz. Wer erst einmal eine Ahnung von seinem inneren Schatz bekommen hat, kann viel zufriedener und ausgeglichener in seinem Leben sein. Auch begreifen wir, dass wir ein Teil des großen Ganzen, des Universums sind.

Die Yoga-Philosophie geht davon aus, dass der Mensch aus verschiedenen Hüllen besteht, ähnlich wie bei einer Zwiebel. Diese Hüllen oder Schichten heißen in Sanskrit *Koshas*.
Es gibt fünf Koshas, die deinen inneren Wesenskern umgeben. Wie bei den Chakren sind alle Hüllen oder Schichten miteinander verbunden. Nicht alle Hüllen sind sichtbar, doch sie sind spürbar. Sensible Menschen können diese Schwingungen bewusst wahrnehmen.
Durch die Yogapraxis kannst du diese Schichten immer tiefer spüren und fühlen. Der Weg führt von deinem äußeren Körper zu deinem inneren Körper.

1. Schicht – Annamaya Kosha
Das ist dein physischer Körper.
Diese Schicht kann jeder von uns sehen und spüren. Sie ist dein Körper. Unser Körper besteht aus vielen verschiedenen Körperteilen, die alle miteinander verbunden sind. Es gibt ein Gehirn, ein Herz, zwei Lungenhälften, Millionen kleinster Zellen, 206 Knochen, 600 Muskeln, 4 bis 6 Liter Blut (bei einem Erwachsenen)

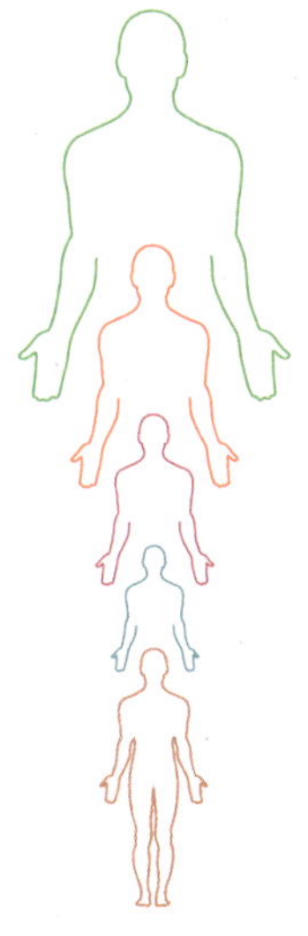

und 50 bis 70 Prozent Wasser. Es ist wirklich sehr faszinierend, was alles in unserem Körper vorhanden ist und wie es miteinander funktioniert.
Wenn du mehr wissen möchtest. Schau noch einmal unter *Körper* bei Worterklärungen nach.

2. Schicht – Pranamaya Kosha
Das ist dein physiologischer Körper.
Auf grober Ebene gehört die Funktion deiner Atmung, des Kreislaufs und der Organe dazu. Auf feiner Ebene gehören alle *Nadis* (Energiekanäle) dazu, die *Prana* (Lebensatem) im Körper transportieren und mit den *Chakren* verbunden sind.

3. Schicht – Manomaya Kosha
Das ist dein geistiger, mentaler Körper.
Du nimmst diese Schicht immer dann wahr, wenn du über etwas nachdenkst oder etwas fühlst.

4. Schicht – Vijnanamaya Kosha
Das ist dein intellektueller Körper.
Das wird als „Hülle der Weisheit“ übersetzt, damit ist dein Verstand gemeint.

5. Schicht – Anandamaya Kosha
Das ist dein innerster Glückseligkeitskörper.
Diese Schicht ist die Heimat deiner Seele. Viele Menschen glauben, dass alle Lebewesen eine Seele haben. Diese kann man nicht sehen, aber spüren. Sie glauben, dass die Seele auch dann noch lebt, wenn der Körper schon gestorben ist.

NADIS UND CHAKREN

In der Yoga-Philosophie geht man davon aus, dass sich im Körper unsichtbare Zentren spiritueller und physischer Energie befinden. In der Tradition von Yoga und Ayurveda glauben die Menschen an ein Energiesystem, das den ganzen Körper in Form von Leitbahnen, den *Nadis*, durchzieht und durch die Energie, den Lebensatem *Prana*, fließt.

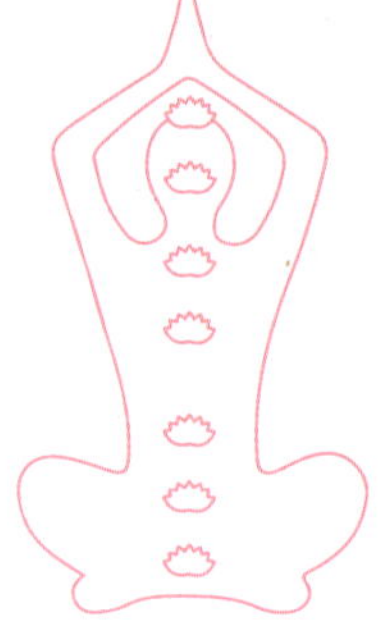

Nadi bedeutet Kanal oder Fluss. Nadis sind Transportkanäle für die feinstoffliche Energie, die sich durch den ganzen Körper ziehen.

In alten Texten aus Indien und Tibet geht man von 72.000 bis 350.000 Nadis im Körper aus. An bestimmten Punkten an der Wirbelsäule verbinden sich die Nadis zu großen kreisförmigen Energiewirbeln. Das sind die *Chakren*. Sie arbeiten wie Empfangsstationen oder Transformatoren und verteilen die Energie im Körper. Jedes Chakra hat eine bestimmte Anzahl von Blütenblättern. Die Blütenblätter stehen für die Nadis. Sie spiegeln unseren Gemütszustand wider und haben Einfluss auf unsere Lebenseinstellung und unser Verhalten. Manche Menschen können diese als farbige Energiefelder oder *Aura* um den Körper sehen und erkennen daran, wie es uns geht.

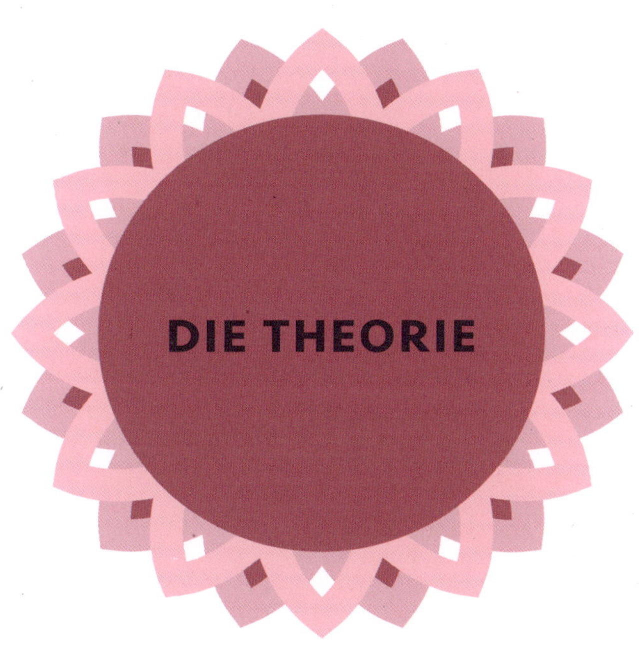

DIE THEORIE

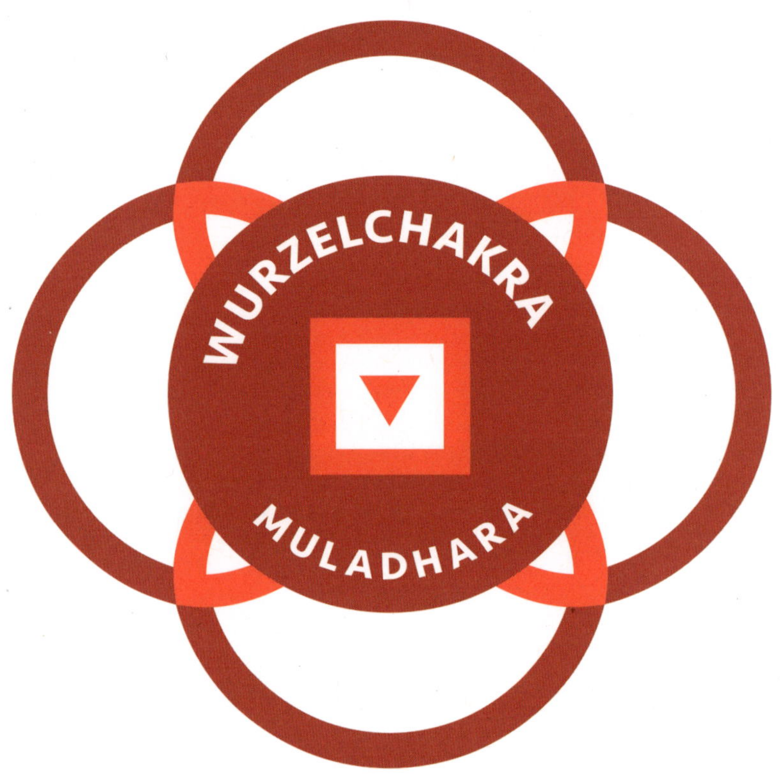

Mula bedeutet Wurzel, Quelle, Basis.
Dhara bedeutet Stütze, Förderung.

Das Wurzelchakra ist das erste Energiezentrum und befindet sich am untersten Ende der Wirbelsäule. Es zieht Energie aus dem magnetischen Feld im Erdkern durch die Füße und Beine ins Becken. Es wird ab der Geburt bis zum dritten Lebensjahr entwickelt und bis zum fünften Lebensjahr gefestigt.

Das Symbol des Muladhara-Chakras ist eine Lotosblüte mit vier Blättern. Sie steht für Reinheit.

Die Zahl Vier steht für Ehrlichkeit und eine starke Basis.

Das Rechteck steht für die Erde mit den vier Elementen und den vier Himmelsrichtungen.

Das Zeichen auf den Blütenblättern steht für die körperlichen, psychischen und spirituellen Wünsche.

ES STEHT FÜR

- Unsere Lebensenergie, Kraft und unseren Willen. Alles, was das Überleben sicherstellt oder behindert, hängt mit ihm zusammen
- Unser Selbstbewusstsein und Selbstvertrauen, innere und äußere Sicherheit und das Gefühl der Zugehörigkeit, zum Beispiel zu deiner Familie
- Für die Liebe zu uns selbst und zu anderen. Die Urinstinkte nach Nahrung, Wärme (Kleidung), Schutz (Heimat) und einer eigenständigen Funktion des Körpers
- Unsere Überlebensqualitäten (Mut, Schlauheit, unbedingtes Überlebenwollen, Hartnäckigkeit) von unseren Vorfahren. Wir haben also ein genetisches Erbe, das sich von Generation zu Generation aufgebaut hat. So werden nicht nur spirituelle Qualitäten, sondern auch Schwachstellen in den Familien weitergegeben
- Auf der körperlichen Ebene steht dieses Chakra für die Wirbelsäule, das Skelett, die Beine, die Füße, die Dammregion, das Blut und die Nebennieren
- Auf der emotionalen Ebene steht es für das Durchsetzungsvermögen, die Wut, auch die Gewalt, Aggression und Eifersucht
- Auf der geistigen Ebene steht es für das Recht, sein eigenes Leben so zu leben, wie man es für richtig hält

MAN ORDNET IHM ZU

Die Farbe Rot

Die Farbe Rot ist eine Grundfarbe. Sie hat positive und negative Eigenschaften. Sie steht für Kraft und Energie, aber auch für Zorn und Gewalt. Rot ist bei den Chinesen eine Glücksfarbe und stand bei den Kelten für Unheil und Verhängnis.

Das Element Erde

Unser Planet wird auch *Mutter Erde* genannt. Sie ist lebendig und fruchtbar. Sie bietet allen Lebewesen Nahrung und Schutz. Nach unserem Tod nimmt sie unseren Körper wieder auf in den Kreislauf der Natur. Ohne die Erde gäbe es kein Leben.

Den Erdteil Afrika

Die Indianer, ihr heiliges Land, alle Ureinwohner

Die Indianer (wie alle Ureinwohner) sind sehr erdverbunden. Für sie ist das Leben in der Natur nicht nur lebenswichtig, sondern heilig. Sie ziehen ihre Lebensenergie aus der Kraft der Natur. Eines ihrer Gebote lautet: „Behandle die Erde und alles, was darauf lebt, mit Achtung."

Die Naturerfahrung

der frischen Erde, des Morgen- und Abendrots.

Den Berg Shasta in den USA

Der Mount Shasta (4.322 Meter) ist einer der höchsten Berge Kaliforniens und der zweithöchste Vulkan der USA. Er gilt als heilige Stätte. Die Lemurier, so sagt man, waren ein weises Volk, das vor ca. 150.000 Jahren von den Plejaden kam. Nach alten Überlieferungen sollen nach dem Untergang des Kontinents Lemuria vor ca. 25.000 Jahren ein Teil der dort lebenden Menschen in den Mount Shasta gegangen sein. Ihre Aufgabe war es, die Entwicklung der Menschheit zu beobachten und zu unterstützen. Dabei sollte es nicht nur um wissenschaftliche Verbesserungen gehen, sondern auch um die Erweiterung unseres Bewusstseins. Man glaubt, dass der Geist der Lemurier immer noch lebt.

Das Riechen

Die Nase macht es möglich, dass man 10.000 verschiedene Gerüche unterscheiden kann. Früher brauchte man die Nase zum Überleben. Man roch die Nahrung, Feuer, Raubtiere und Krankheiten. Durch die Nase sind wir direkt mit unseren Gefühlen verbunden. Wenn du zum Beispiel frisch gebackene Brötchen riechst, freust du dich und bekommst Appetit. Wenn du jemanden nicht magst, kannst du ihn meistens auch nicht gut riechen.

Die Edelsteine Achat, Granat, Rubin, Hämatit
Der *Achat* ist ein wichtiger Schutzstein. Er stabilisiert dich und gibt dir Gleichgewicht. Er befreit von Zorn, fördert die Liebe und unterstützt den Neubeginn. Er fördert die Selbstakzeptanz und damit dein Selbstbewusstsein.
Der Name *Granat* kommt aus dem Lateinischem und bedeutet „Korn". Er steht für Kraft, Energie und Leidenschaft.
Der *Rubin* ist der Stein der Liebe und Partnerschaft. Er ist ein Glücksstein gegen Böses. Er ist sehr selten und äußerst hart. Er steht für Lebenskraft.
Der *Hämatit* schenkt Mut, Lebenskraft und Lebensfreude.

Die Pflanze Salbei
Bedeutung: „Gesundheit und langes Leben" und „Ich denke an dich".

Das Sternzeichen Steinbock
Das Sternzeichen des Steinbocks ist ein Erdzeichen. Man sagt den Steinböcken nach, dass sie sehr diszipliniert sind und Berge erklettern würden, um ihre Ziele zu erreichen. Sie lieben eine feste Struktur in ihrem Leben. Sie sind ernsthaft und übernehmen gerne Verantwortung, aber sie können auch schüchtern und zurückhaltend sein. Das Zeichen steht mit dem Knochenskelett in Verbindung.

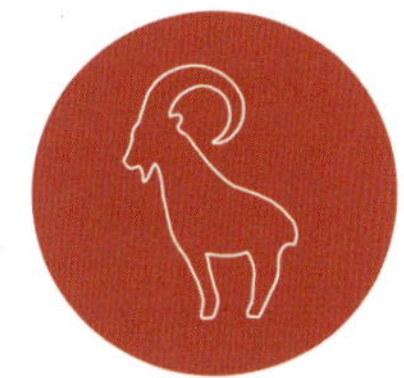

Die Musiknote „c"
Die C-Dur-Tonleiter ist die Basis-Tonleiter.

Das Nelkenaroma
Das Nelkenaroma hilft dabei, alte schwere Gedanken loszulassen, und gibt gleichzeitig Energie und Kraft. Es schützt und man fühlt sich geborgen. Es ist nicht für Kinder und Schwangere geeignet.

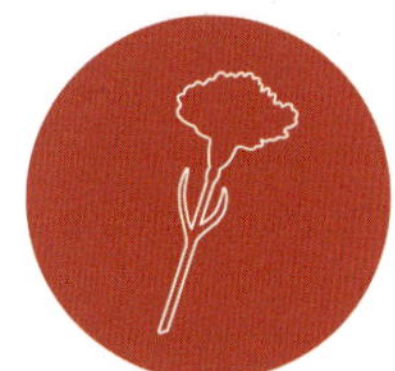

Die körperliche Zuordnung
Wirbelsäule, Knochen, Becken, Hüfte, Rektum, Darm, Blut und die Nebennieren. Die Nebennieren kontrollieren die Adrenalinausschüttung. Bei Bedrohungen, zum Beispiel bei starkem Streit und Unfällen, aktivieren sie unsere Angriffs- oder Fluchtreaktion. Sie können uns also in lebensbedrohlichen Situationen das Leben retten.

Den Planet Saturn
Der Saturn trägt den Namen des römischen Gottes für Ackerbau. Der entsprechende griechische Gott heißt Chronos (die Zeit). Er ist der einzige Planet mit einem hell erleuchteten Ringsystem. Er steht für Ausdauer, Disziplin und Strenge. Auch steht er für das Einhalten von Regeln, Ordnung und Struktur. Er hilft uns, zu wachsen und vorwärtszukommen.

Die Metalle Eisen und Blei

Die Erde besteht zu 31 Prozent aus *Eisen*. Früher wurde es in der Alchemie mit dem Planeten Mars, der für Männlichkeit steht, verbunden. Ich verstehe darunter, sich durchsetzen zu können.
Blei hatte auch eine wichtige Bedeutung in der Alchemie. Das alchemistische Symbol für Blei ist eine stilisierte Sichel. Seit dem Altertum wird es als Planetenmetall dem römischen Gott und Planeten Saturn zugeordnet.

Die Trommel

Die Trommel ist eines der ältesten Musikinstrumente der Welt und sie hat eine große Bedeutung bei allen Naturvölkern. Der erste Klang, den ein Mensch hört, ist der Herzschlag der Mutter. Er ähnelt dem Klang einer Trommel. Die Trommel wird für viele Rituale benutzt, zum Feiern und Tanzen, zum Trauern, zum Heilen und um den Kontakt zum göttlichen Selbst zu finden.

Die Einsicht der Organisation

Hiermit ist gemeint, deinem Leben eine Struktur, Stabilität und Ordnung zu geben. Du sollst Aufgaben haben und Verantwortung übernehmen für alles, was du tust.

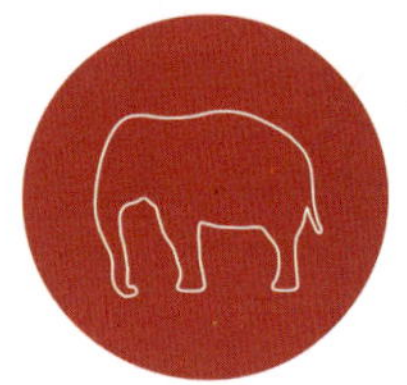

Das mythologische Tier „Weißer Elefant mit Rüssel"

In Indien heißt er *Ganesha*. Er bringt Glück, Zufriedenheit und Gesundheit.

Den Anspruch „zu haben"

Du hast ein Recht darauf, ein lebenswertes Leben „zu haben".

Das Mantra LAM

Dieses Mantra kannst du leise, laut oder innerlich während einer Meditation sprechen. Es hilft dir, dich zu erden.

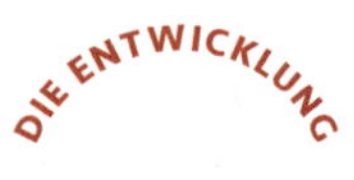

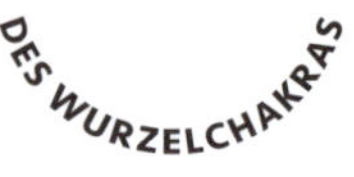

Ist das Wurzelchakra offen, heißt das, du bist gesund und stabil. Das erkennst du daran, dass du das Leben positiv lebst. Du lebst mit Freude, mit Glück, mit Kreativität und mit Gesundheit. Natürlich auch mit allen Herausforderungen und Krisen, die zu einem Leben dazugehören. Es ist gut, Vertrauen in das Positive im Leben zu haben, gerade in schwierigen Situationen. Je mehr wir uns eine innere Stabilität schaffen, desto leichter können wir schwere Zeiten und Krisen überwinden.

Das unausgeglichene Wurzelchakra steht für die Drachen im Leben. Das, was dich stört, ängstigt und dir Sorgen macht. Unser Leben ist von Natur aus unbeständig. Jeder neue Tag ist anders. Für Menschen mit einem schwachen Wurzelchakra ist das nicht einfach. Sie haben Angst vor Veränderungen und überhaupt vor dem Leben. Sie haben kein gutes Gefühl gegenüber ihrer Heimat. Sie fühlen sich entwurzelt, allein und verloren. Sie haben ein geringes Selbstvertrauen und Selbstwertgefühl. Deshalb ist es für Menschen, die ihre Heimat verlassen müssen, oft sehr schwierig, sich eine neue Basis in einem anderen Land aufzubauen.

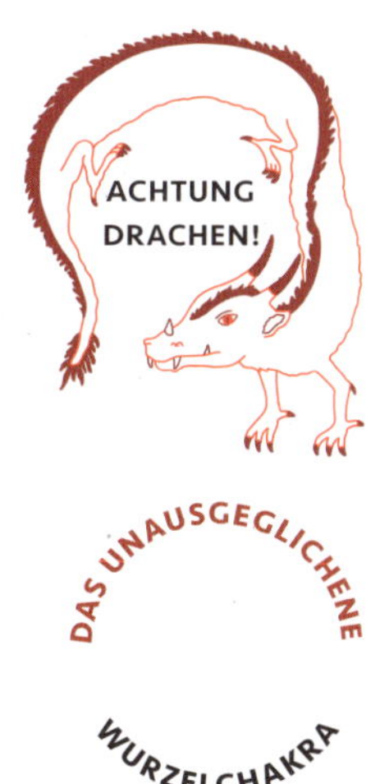

Schau dir die Zuordnungen des ersten Chakras genau an. Hier könntest du deinen Schatz finden.
Etwas, das dich stärkt und stabil macht.

HEILUNG

Ist dein Wurzelchakra schwach, suche das aus, was zu dir passt, um es wieder zu stärken. Alles, was dich erdet, also einen guten Kontakt zur Erde herstellt, könnte dich bei deiner Heilung unterstützen.

- Standhaltungen aus dem Yoga
- Gartenarbeiten
- Spaziergänge in der Natur
- Viel frische Luft
- Arbeiten mit Ton
- Trommeln, Tanzen
- Joggen, Sport
- Tragen entsprechender Edelsteine
- Tragen roter Kleidung
- Riechen schöner Düfte (rote Tomaten, Erdbeeren)
- Meditieren

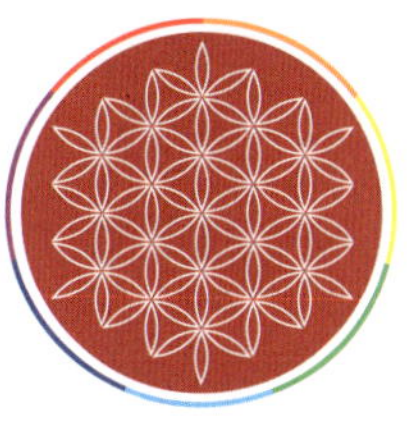

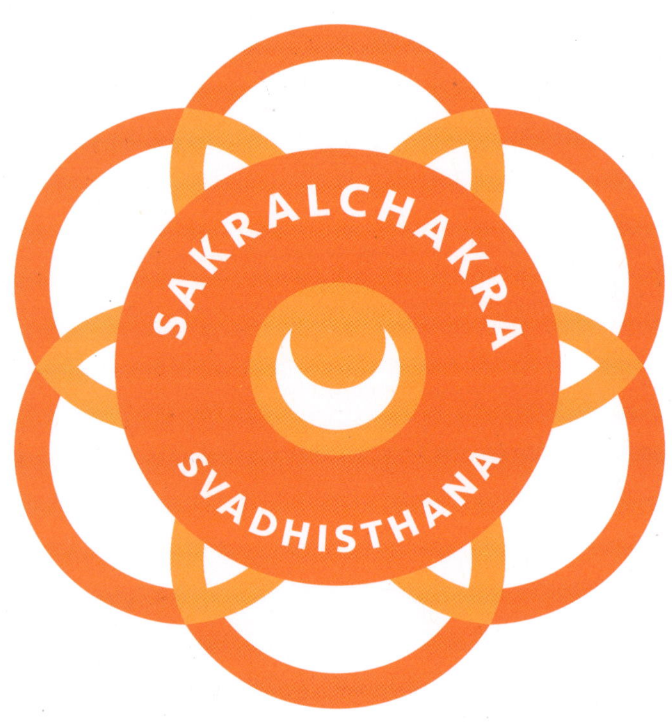

Sva bedeutet eigen, selbst, gut.
Sthan bedeutet Basis, Sitz, Ursprungsort
frei übersetzt „mein eigenes süßes Haus“

Das Sakralchakra ist das zweite Energiezentrum und befindet sich im Becken in der Nähe des Kreuzbeins unterhalb des Bauchnabels. Es wird im Alter von drei bis fünf Jahren aktiviert und bleibt vom siebten bis zum vierzehnten Lebensjahr in der Entwicklung.

Das Symbol des Sakralchakras ist der sechsblättrige Lotos.

Im Inneren liegt eine silberne Mondsichel, die für das Element Wasser steht.

Auf den äußeren Blütenblättern stehen die Silben bam, bham, mam, yam, ram und lam.

Das Zeichen auf den Blütenblättern steht für die großen Gefühle Lust, Angst, Gier, Täuschung, Stolz und Neid.

ES STEHT FÜR

- Deine Fähigkeit, das Leben zu genießen. Dein Interesse am anderen Geschlecht, das heißt, dich zu verlieben. Dein Wunsch nach Berührung und körperlicher Nähe und eventuell später Sex mit diesem Menschen zu haben. Es steht auch dafür, deine Kreativität auszuleben.
- Wohlbefinden und deine Gesundheit zu stärken, indem du zum Beispiel Yoga machst.
- Eine Fülle von verschiedenen Gefühlen.
- Bewegung und Rhythmus. Damit ist gemeint, Ideen und Projekte in Bewegung zu setzten. Sich mit Freunden zu treffen, Feste zu feiern, Spaß zu haben.
- Das Gefühl auf ein Recht, etwas haben zu wollen, zum Beispiel, dass du gesund bist, genug Taschengeld bekommst oder dir schon ein bisschen dazuverdienst.
- Einen Freund oder eine Freundin.
- Auf der körperlichen Ebene steht dieses Chakra für das Becken, die weiblichen Geschlechtsorgane, die Hoden und die Prostata sowie alles, was mit der Blase und den Nieren zu tun hat..
- Auf der emotionalen Ebene steht es für die Freude, die Fülle und den Genuss, aber auch dafür, wenn man nicht gut für sich sorgt.
- Auf der geistigen Ebene steht es dafür zu erkennen, dass man sich ein Leben wünschen darf mit Gesundheit, Freude und Wohlbefinden; und dass du auch genau siehst, was du schon alles in diesem Leben bekommen hast.

MAN ORDNET IHM ZU

Die Farbe Orange
Die Farbe Orange ist eine Mischung aus den Farben Rot (steht für den Körper) und Gelb (steht für Gedanken). Aus Gedanken kann eine Aktion entstehen.
Die Farbe steht für Freude, Leichtigkeit, Begeisterung, Optimismus, Lebendigkeit, Unabhängigkeit, Glück und Eifersucht.

Das Element Wasser
Wasser bedeckt den größten Teil der Erde. Man weiß, dass das Leben auf der Erde in den Meeren begann und sich erst später zu Pflanzen und Tieren, die an Land leben konnten, weiterentwickelte.
Unser Körper besteht zu 50 bis 70 Prozent aus Wasser.
Es hat viele wichtige Funktionen, deshalb hast du sicher die Aufforderung „Trink Wasser" schon öfter gehört.

Alles Flüssige im Körper
Unter anderem Blut, Tränen, Speichel und Urin.

Arabien
Die arabische Welt.

Brasilien
Brasilien ist das Land der Lebenslust und der Lebensfreude. Die Brasilianer sind sehr emotional und kontaktfreudig. Sie lieben die Gemeinschaft. Dazu gehören die Familie und Freunde. Sie sind sehr gastfreundlich und feiern gerne Feste. Der brasilianische Karneval ist ein gutes Beispiel dafür. Die Menschen sind körperbetont und zeigen gerne ihren Körper.

Die Naturerfahrung
des klaren Wassers und des Mondlichtes.

Den Titicacasee in Peru
Titi = Puma, Karca = Stein, Felsen
Der Sage nach gab es vor vielen Jahren ein fruchtbares Tal an der Stelle des Titicacasees. Die Menschen lebten unter dem Schutz der Götter in tiefster Harmonie und Liebe miteinander. Es war ihnen verboten, auf Berge zu klettern. Eines Tages kam der Teufel und stachelte die Menschen an, auf den Bergen nach dem heiligen Feuer zu suchen. Einige Männer brachen dieses Verbot der Götter. Als Strafe ließen die Götter die Pumas aus den Berghöhlen frei, um die Menschen zu töten. Aus den Tränen der Trauer von den Göttern Inti und Virachocha entstand im Tal der Titicacasee.
Nur ein Mann und eine Frau konnten sich in einem Boot retten.
Die ertrunkenen Pumas wurden zu Stein.

Die Pflanze Jasmin
Bedeutung: „Du bist einfach hinreißend und bezaubernd!"

Die Sternzeichen Krebs und Skorpion
Die Sternzeichen von Krebs und Skorpion sind Wasserzeichen. Unsere Gefühle sind oft mit Wasser verbunden. Du kannst vor Freude, aber auch vor Wut und Ärger weinen.
Den *Krebsen* sagt man nach, dass sie gefühlsbetont sind. Sie können stark in ihren Gefühlen hin- und herschwanken. Wenn sie verletzt werden, ziehen sie sich zurück. Diesem Zeichen ist die Gebärmutter zugeordnet.
Skorpione sollen starke und tiefe Gefühle haben. Diese Gefühle zeigen sie nicht unbedingt. Sie gehen den Dingen gerne auf den Grund. Diesem Zeichen sind die Geschlechtsorgane zugeordnet.

Lateinamerikanische Musik
Zu dieser sehr lebendigen Musik gehören unter anderem Salsa, Tango, Bachata und Merenge. Die Männer und Frauen mögen es, sich im Tanz selbstbewusst darzustellen und zu zeigen. Ich kann auch Salsa und Bachata tanzen. Es macht super viel Spaß.

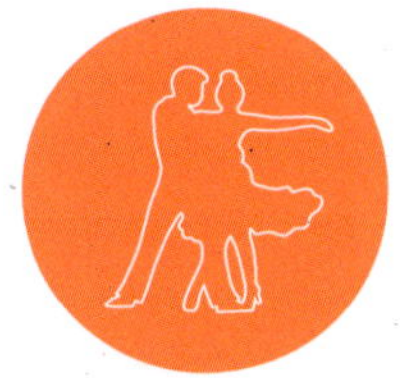

Das Aroma Sandelholz
Sandelholz riecht ein wenig holzig. Es regt die Fantasie und die Kreativität an. Es soll heftige Gefühle beruhigen. Es stärkt deine körperliche Ausstrahlung.

Die Musiknote „d"
Die Note „d" ist die zweite Note auf der Tonleiter.

Das Schmecken
Ein junger Mensch hat ca. 9000 Geschmacksknospen. Das Schmecken ist eng mit dem Riechen verbunden. Im Spanischen heißt „Te gusta?" gleichzeitig „Schmeckt es dir?" und „Gefällt es Dir?" Das passt sehr gut zum Sakralchakra. Mit dem Schmecken verbindet man oft Erinnerungen. Wenn ich Churros (gebackene Teigringe) esse, sehe ich mich mit meinem spanischen Vater am Sonntagmorgen in der Küche. Wir haben die Churros selbst gemacht. Ein typischer Churros-Geruch liegt in meiner Nase. Auch habe ich nie wieder so einen leckeren Marmorkuchen wie den von meiner Oma gegessen.

Den Planet Jupiter
Er trägt den Namen des römischen Göttervaters (im Griechischen: Zeus). Jupiter hat keine feste Oberfläche, sondern eher einen flüssigen Kern. Er steht für Ausdehnung und Wachstum, für Eigenverantwortung und Eigeninitiative.

Das Metall Zinn
Zinn ist ein weiches, leicht schmelzbares Metall. Es ist geschmeidig und lässt sich auswalzen, zum Beispiel als Stanniolpapier. Es hat einen silbern weißen, strahlenden Glanz. Es braucht Wärme und wird von sehr starker Kälte zerstört.

Die Edelsteine Karneol, Tigerauge, Onyx
Der *Karneol* soll deine Weisheit und deine Konzentration fördern. Er schenkt Lebensfreude und Vitalität. Er soll dir helfen, Herausforderungen anzunehmen und zu bewältigen.
Das *Tigerauge* verleiht dir Mut, Schutz und Sicherheit. Es schützt dich vor Stress, unklaren Situationen oder wenn du in deinen Gefühlen sehr schwankend bist. Es soll Wohlstand und Fülle bringen.
Der *Onyx* hat eine starke magnetische Ladung, die heilend auf das Blut wirken kann. Er hilft dir beim Aufladen mit neuen Lebenskräften.

Die Lust
Hiermit ist gemeint, deine Sinne auszuprobieren, köstliche Nahrung zu riechen und zu schmecken. Dich nach Menschen umzuschauen, die dir gefallen, von ihrem Aussehen und ihrer Art her, sich im Leben zu zeigen. Dich nach Jungs oder Mädchen umzuschauen, sie zu umarmen, zu kuscheln, zu küssen.

Das mythologisches Tier „Ein hungriges Meeresmonster (Krokodil), das gefüttert werden will"
Es erinnert uns daran, dass wir Nahrung, Ruhe, Bewegung und Genuss brauchen. Falls dir diese Freuden nicht zukommen, kannst du unglücklich und reizbar werden.

Den Anspruch „zu fühlen"
Du hast ein Recht darauf, alle Gefühle zu fühlen.

Das Mantra VAM
Dieses Mantra kannst du leise, laut oder innerlich während einer Meditation sprechen. Es hilft dabei, dich zu spüren.

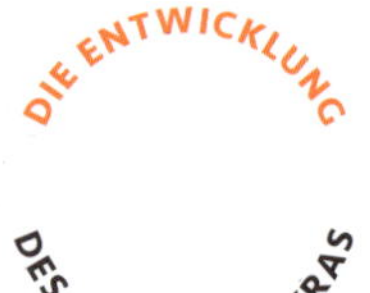

Ein offenes gesundes Sakralchakra erkennst du daran, dass du Dinge tust, die dir Freude machen. Dass du Freunde hast, mit denen du lachen, weinen, streiten, reden und kuscheln kannst. Dass du möglichst viele Sachen isst, die deinen Körper gesund halten. Dass du deinen Körper pflegst. Du besitzt die Disziplin, auch Dinge zu machen, die du tun musst, wie zum Beispiel die Schule zu besuchen und ungeliebte Hausaufgaben zu erledigen, dein Zimmer aufzuräumen oder im Haushalt mitzuhelfen. In jedem Fall, dass du freundlich zu dir und deinem Körper bist.

Hier begegnest du deinen Drachen

Positive und negative Gefühle gehören zu unserem Leben. Sie kommen und gehen. Wenn wir sie unterdrücken, blockieren wir unsere Energie. Natürlich sind wir nicht immer voller Kraft und Energie. Manchmal fühlen wir uns lustlos und zu nichts in der Lage. Das ist vollkommen in Ordnung! Bei einem schwachen Sakralchakra ist man sehr oft enttäuscht und frustriert. Du siehst nicht mehr die schönen Dinge, die um dich herum sind und passieren. Der Blick auf die Welt ist mit einem halb leeren Glas und nicht mit einem halb vollen Glas zu vergleichen. Hier kann es zu Weinanfällen, trotzigen und ablehnenden Reaktionen kommen. Gerne gibt man dafür den anderen die Schuld, zum Beispiel der blöden Schule, dem Bruder, der einen ständig ärgert, den doofen Pickeln im Gesicht, den Freunden, die sich nicht melden, dem nasskalten Wetter. Diese negativen Gefühle und Gedanken greifen unsere Energiequellen an und saugen die Energie auf.

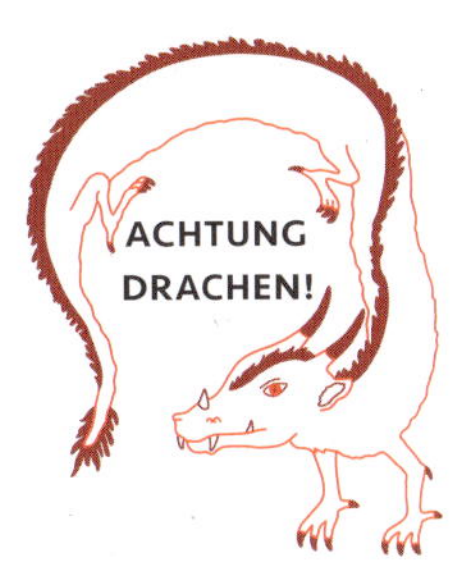

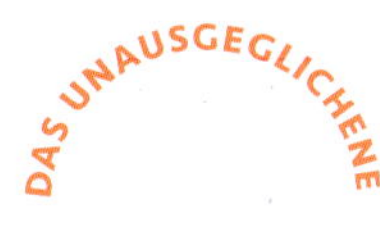

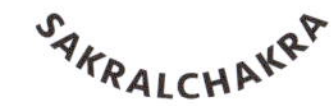

Schau dir die Zuordnungen des zweiten Chakras genau an. Welche könnte dein Schatz sein? Also das, was hinter dem Drachen steht?

HEILUNG

Ist dein Sakralchakra schwach, suche dir das aus, was zu dir passt, um es wieder zu stärken. Alles, was dich erdet, könnte dir vielleicht helfen.

- Yoga-Haltungen zur Stärkung des Beckens, der Hüftgelenke und des unteren Rückens
- Feste feiern, zum Beispiel das „Mir-geht-es-gut-Fest"
- Backen und Kochen
- Dein Lieblingsgericht essen
- Viel trinken, vor allem Wasser und ungesüßte Getränke
- Freunde anrufen und treffen
- Schöne Bücher und Gedichte lesen
- Malen und überhaupt kreativ sein
- Kuscheln mit Freunden oder kuscheligen Haustieren
- Deine Lieblingskleidung anziehen
- Das Tragen von dir entsprechenden Edelsteinen
- Orangefarbene Tücher auslegen
- Das Riechen von schönen Düften (zum Beispiel von Orangen)
- Lachen (zum Beispiel über Witze)
- Auf dem Sofa liegen und eine schöne Musik hören
- Mit einem guten Duft in der Wanne liegen
- Schwimmen
- Kraftsätze schreiben und auf kleine Zettel verteilen
- Sich selbst massieren oder sich massieren lassen
- Meditieren

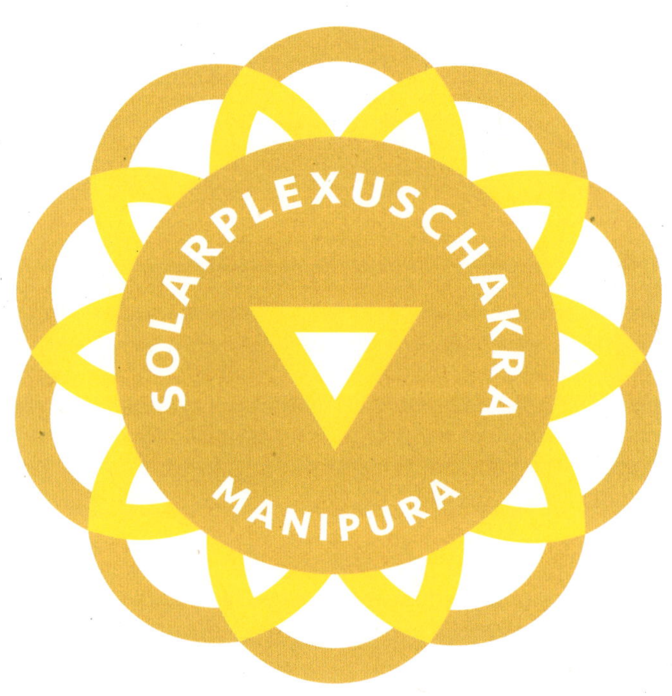

Mani bedeutet Juwel, leuchten.
Pura bedeutet Stadt, Ort, vor langer Zeit.
wird auch „innere Sonne", „Sonnenzentrum" genannt

Das Solarplexus- oder Nabelchakra ist das dritte Energiezentrum und befindet sich über dem Bauchnabel im Magen. Es liegt zwischen dem ersten Lenden- und dem zwölften Brustwirbel. Du kannst es dir auch als „Bauchgehirn" vorstellen. Der Schwerpunkt des Solarplexus- oder Nabelchakras ist dein Selbstwertgefühl. Es wird im Alter von 14 bis 21 Jahren entwickelt und gefestigt.

Das Symbol des Nabelchakras ist der zehnblättrige Lotos.

In der Mitte steht ein mit der Spitze nach unten weisendes rotes Dreieck als Zeichen für das Element Feuer.

Das Zeichen in der Mitte bedeutet die Silbe RAM.

Auf den zehn Blättern stehen die Silben dda, ddha, nna, ta, tha, da, dha, na, pa und pha in dunkelblauer Schrift.

Das Zeichen auf den Blütenblättern steht für die geistigen Trübungen von spiritueller Ignoranz, Durst, Eifersucht, Heimtücke, Scham, Furcht, Ekel, Täuschung, Dummheit und Trauer.

ES STEHT FÜR

- Das Zentrum deiner eigenen Persönlichkeit und persönlichen Macht. Dafür, wie du dich siehst, achtest, respektierst und wertschätzt.
- Das Vertrauen in dein Bauchgefühl und deine Intuition.
- Alle großen Gefühle, wie Freude, Zorn, Wut, Traurigkeit, Einsamkeit, Scham, Angst und Liebe. Diese Gefühle können den ganzen Körper durchfluten.
- Deine Gedanken über deine persönliche Macht.
- Dein Vertrauen, deine Achtung, deinen Respekt vor dir selbst und deiner Entscheidungsfreiheit.
- Das Gefühl, dass du wertvoll bist und sich dein Inneres so entwickeln darf, wie es für dich gut ist.
- Auf der körperlichen Ebene steht dieses Chakra für das vegetative Nervensystem und die Organe Leber, Magen, Galle und die Bauchspeicheldrüse.
- Auf der emotionalen Ebene steht es dafür, dass du eine eigene Persönlichkeit mit hellen und dunklen Anteilen hast und dass du zu beiden Anteilen stehst.
- Auf der geistigen Ebene steht es für das Wissen darüber, was dir guttut. Je mehr du über dich weißt, desto besser kannst du einschätzen, was gut für dich ist und was nicht.

MAN ORDNET IHM ZU

Die Farbe Gelb
Die Farbe Gelb steht für Gedanken, Kommunikation und alles, was mit Informationen zu tun hat, auch solche, die man nicht sehen kann, wie zum Beispiel Telepathie und Gedankenübertragung. Ein warmes Gelb steht für die Farbe des Lebens, ein schmutziges Gelbgrün für Neid und Krankheit.

Das Element Feuer
Feuer kann gefährlich sein. Wenn es nicht kontrolliert wird, kann es alles zerstören. Doch nur durch die große Hitze der Sonne (5000 Grad), über die Feuerstürme ziehen, kann die Erde in 150 Millionen Kilometer Entfernung erwärmt werden. Die Sonne ist somit unser wichtigstes Feuer.

Den Erdteil Asien

Die USA
Der ehemalige amerikanische Präsident Barack Obama hat den Satz geprägt: „Yes, we can!“ Er wollte uns damit sagen, dass die Amerikaner die Kraft und die Energie haben, Gerechtigkeit, Wohlstand und Weltfrieden zu schaffen. Man sagt, es sei in Amerika möglich, sich „vom Tellerwäscher zum Millionär “ hochzuarbeiten.

Die Naturerfahrung
des Sonnenlichtes, eines blühenden Rapsfeldes, eines reifen Kornfeldes, eines Sonnenblumenfeldes.

Den Chakraort „Uluru“ Ayers Rock
Der Ayers Rock ist ein Felsen in der australischen Wüste. Als größter Fels des Kontinents ist er für die australischen Ureinwohner, die Aborigines, seit 10.000 Jahren ein wichtiger Kraftort. Er ist aus rotem Sandstein und gilt als Zentrum des Universums.

Die Sternzeichen Widder und Löwe
Das Sternzeichen Widder und das Sternzeichen Löwe sind Feuerzeichen.
Dem freundlichen *Widder* sagt man nach, dass er energisch, mutig, abenteuerlustig und ideenreich ist. Er kann sehr dickköpfig sein. Diesem Zeichen ist der Kopf zugeordnet.
Löwen sagt man nach, dass sie stolz, stark, aber auch herrisch sein können. Sie bestimmen gerne, können aber auch herzlich und großzügig sein. Diesem Zeichen ist das Herz zugeordnet.

Die Marschmusik

Es gibt Musikstücke für Märsche. Zur Marschmusik marschieren große Menschengruppen, zum Beispiel bei Karnevalsumzügen oder Militärparaden.

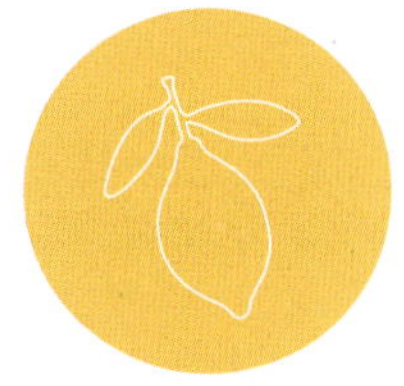

Die Aromen Zitrone und Grapefruit

Grapefruit stärkt das Selbstvertrauen, bringt Lebenskraft und Lebenslust. Dieser Duft soll das Vertrauen unterstützen, dass wir unsere Ziele erreichen.
Zitrone stärkt die Widerstandskraft und fördert das Selbstvertrauen.

Den Planet Mars und die Sonne

Der *Mars* trägt den Namen des römischen Kriegsgottes, da er der einzige rote Planet ist. Rot steht für die Farbe von Blut. Es gibt Vulkane auf dem Mars. Der wahrscheinlich größte Vulkan (Mont Olympicus) unseres Sonnensystems ist dort zu finden.
Um die *Sonne* drehen sich alle Planeten unseres Sonnensystems. Sie ist im Vergleich zur Erde riesig groß. Auf ihr toben Feuerstürme.

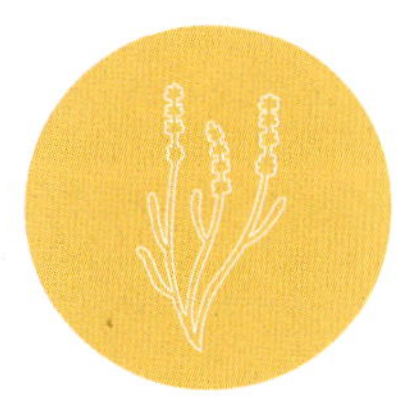

Die Pflanze Lavendel

Bedeutung: „Ich werde mein Ziel schon noch erreichen!“

Die Edelsteine Zitrin, Bernstein, Topas

Der *Zitrin* wird auch Sonnen-, Lebens- oder Lichtstein genannt. Er heitert die Stimmung auf und stärkt deine Einzigartigkeit. Er weckt die Neugier auf Neues. Er unterstützt deine Entschlossenheit und Ausdruckskraft.
Der *Bernstein* steht für die weibliche Kraft in dir. Das gilt natürlich auch für die Jungen, da jeder Mensch weibliche und männliche Anteile hat.
Der *Topas* steht für Mut und heilendes Selbstvertrauen. Er soll dir dabei helfen, instinktiv Lebensfragen und Herausforderungen zu begreifen.

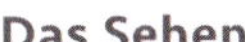

Das Sehen

Es gibt das „äußere“ Sehen, also das, was du tatsächlich mit den Augen sehen kannst, und ein „inneres“ Sehen, womit Bilder gemeint sind, die man im Inneren mit geschlossenen Augen sehen und die man sich vorstellen kann.
Ich selbst bin ziemlich kurzsichtig und kann ohne Brille oder Kontaktlinsen nur schlecht sehen. Dafür habe ich eine ausgeprägte Fähigkeit, „Bilder zu sehen“, wenn meine Augen geschlossen sind. Man kann das auch „Visualisieren“ nennen. Wenn ich Leuten „Reiki“ gebe, sehe ich oft Bilder.

Die Metalle Eisen und Gold

Eisen ist das Metall von Mars. Die roten Blutkörperchen im Blut von Tieren und Menschen bewahrt es davor, bleichsüchtig zu werden. Die Blutkörperchen transportieren Sauerstoff. Das erhält uns am Leben. Eisen gibt Mut und Lebenskraft.

Gold ist das Metall der Sonne. Es kann von gewöhnlichen chemischen Prozessen nicht angegriffen werden. Es gilt als altes Heilmittel gegen Herzkrankheiten und Störungen des Blutkreislaufs.

Die Musiknote „e"

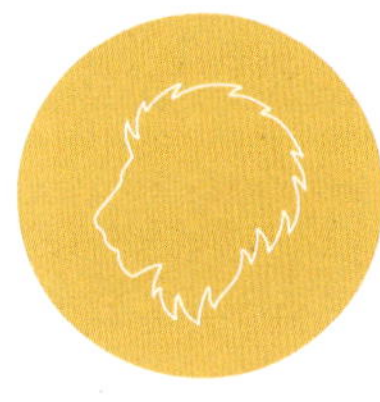

Das mythologische Tier „Löwe"

Der Löwe steht für Macher und Männlichkeit. Er symbolisiert die Sonne. Mächtige Herrscher werden oft in Löwengestalt oder in Begleitung eines Löwen dargestellt.

Den Anspruch „zu handeln"

Du hast ein Recht darauf, so zu „handeln", wie du es für richtig hältst.

Das Mantra RAM

Dieses Mantra kannst du laut, leise oder innerlich während einer Meditation sprechen. Es hilft dir, zu sehen und zu erkennen, was richtig für dich ist.

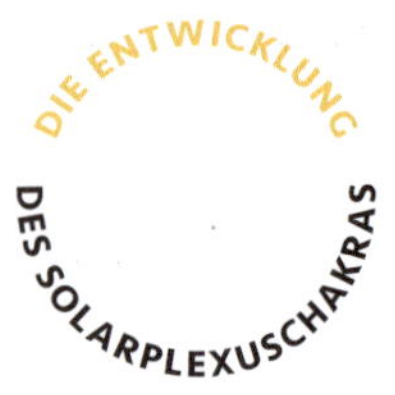

Ist es gesund, kennst du dich gut und hast ein gesundes Selbstvertrauen. Du weißt, was du kannst und wo deine Schwachstellen sind. Du vertrittst deine eigene Meinung, auch wenn sie manchmal anders ist als die von anderen. So ist meine Tochter eine der wenigen in ihrer Freundesgruppe, die nicht raucht, weil sie es nicht will. Du vertraust deinem Gefühl und hast genug Kraft und Energie, auch durch schwierige Zeiten zu gehen. Du schaust, wo deine Begabungen und Talente sind, und bist bereit, sie zu entwickeln. Auch wenn du manchmal müde und lustlos bist, machst du weiter wie David, der zur Musik und zum Yoga geht. Du nimmst Herausforderungen an, wie zum Beispiel beim Yoga schwierige Yogahaltungen einzunehmen. Du übst sie so oft, bis du Freude und Leichtigkeit darin spürst. Für Kimberly war es am Anfang recht schwierig, die Beine zu strecken. Inzwischen klappt es ziemlich gut.

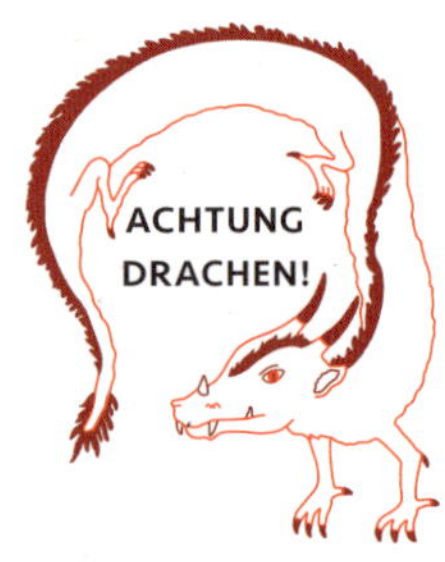

Hier machen sich wieder die Drachen r sichtbar!

Es gibt Tage, da fühlt man sich unsicher und ist meistens auch empfindlich. Das kann manchmal eine ganze Weile dauern. Das ganze Selbstvertrauen und Selbstbewusstsein scheinen verschwunden. Auch ich kenne das! Ich brauche dann meine „Höhlentage", das heißt, ich möchte so schnell wie möglich nach Hause und entspannen: mit Träumen, Lesen oder vor mich hin malen.

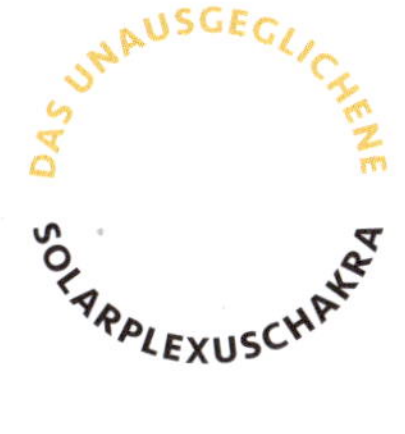

Ist dein Solarplexuschakra schwach, fühlst du dich grundsätzlich unsicher. Du weißt nicht, was dir guttut, und lässt dich sehr von anderen Menschen beeinflussen. Du bist extrem empfindlich, vielleicht auch sehr perfektionistisch. Menschen mit einem unausgeglichenem Solarplexuschakra haben manchmal starke Essstörungen.
Du hast vielleicht eine eigene Meinung, aber traust dich nicht, sie zu sagen. Vielleicht hast du öfter gehört, dass du bestimmte Sachen nicht kannst, und glaubst jetzt daran. Du hast es in der Hand, werde selbst aktiv! Herausforderungen anzunehmen macht stark und selbstbewusst.
Ein Bekannter von mir durfte zum Beispiel früher kein Musikinstrument spielen. Seine Eltern fanden das nicht wichtig und haben es ihm verboten. Er denkt noch heute traurig daran.

Schau dir die Zuordnungen des dritten Chakras genau an. Findest du deinen Schatz?

HEILUNG

Ist das Solarplexus- oder Nabelchakra schwach, suche das aus, was zu dir passt, um es wieder zu stärken. Alles, was dich stark und selbstbewusst macht, könnte deine Heilung unterstützen.

- Yogahaltungen, die das Becken, den Bauch und den unteren Rücken stärken
- Die Holzhackeratmung aus dem Yoga
- Neues ausprobieren, zum Beispiel mal einen anderen Weg nach Hause gehen
- Herausforderungen annehmen, zum Beispiel vor der Klasse sprechen
- Deine eigene Meinung vertreten
- Verrückte Sachen machen, zum Beispiel mit zwei verschiedenen Socken in die Schule gehen oder auf der Straße ein Lied singen
- Sagen, wenn dich etwas gekränkt oder verletzt hat
- Unter einer Brücke oder im Wald richtig laut schreien
- Dich bei schönem Wetter sonnen
- Abends am Lagerfeuer sitzen
- Kerzen anzünden, es sich schön romantisch machen
- Dich mit gelben Sachen umgeben (Tücher, Kleidung, Blumen usw.)
- Eine schlechte Gewohnheit ändern (zum Beispiel zehn Minuten früher aufstehen, damit du morgens nicht zur Schule hetzen musst)
- Einen heißen Zitronensaft mit Honig trinken Dir eine Bauchmassage geben
- Zitrusduft in eine Duftlampe geben
- Überall kleine Zettel mit einem Kraftsatz verteilen
- Meditieren

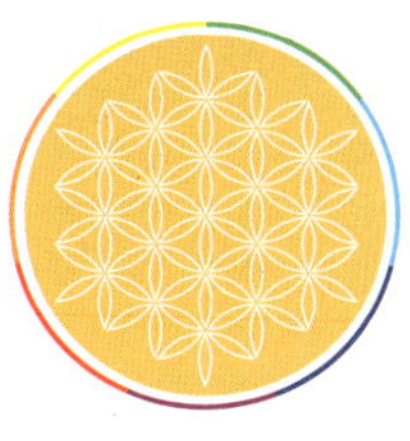

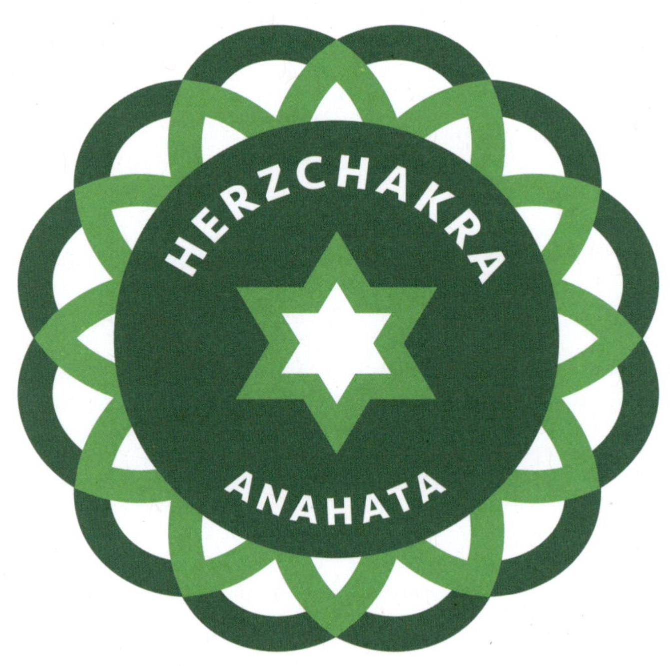

Ana bedeutet Atem, als Vorsilbe: nicht.
Hata bedeutet betroffen, verletzt, beschädigt.
Anahata bedeutet ungeschlagen, intakt.

Das Herzchakra ist das vierte Energiezentrum und befindet sich in der Mitte der Brust, auf der Brustwirbelsäule in der Höhe des Herzens. Es gilt als das emotionale Zentrum der sieben Chakren. Es wirkt wie eine Brücke zwischen den unteren und den oberen Chakren. Im Herzchakra wird das tiefste Innere in uns, die Seele, berührt. Es hat also eine ganz besondere Bedeutung. Vom 22. bis 28. Lebensjahr wird es entwickelt und gefestigt. Es ist mein Lieblingschakra.

Das Symbol für das Herzchakra ist der zwölfblättrige grüne Lotos.

Zwei Dreiecke liegen übereinander und stehen als Zeichen für das Element Luft.

Auf den zwölf Blättern stehen die Silben kam, kham, gam, gham, ngam, cham, chham, jam, jham, nyam, tam und tham. Die Zeichen auf den Blütenblättern stehen für die gedanklichen Aktivitäten wie Lust, Betrug, Zögern, Reue, Hoffnung, Sorge, Verlangen, Sachlichkeit, Arroganz, Inkompetenz, Diskriminierung und Trotz.

Das Zeichen in der Mitte bedeutet die Silbe YAM.

ES STEHT FÜR

- Das Zentrum der Liebe. Es nährt unsere Gefühle, den Körper, die Gedanken und unsere Seele
- Die Liebe zu dir und die Liebe zu anderen
- Deine Freude und dein Mitgefühl mit dir und anderen
- Das Gefühl, dass du absolut liebenswert bist
- Deine Fähigkeit, zu verzeihen und zu vergeben
- Das Symbol der Liebe auf der ganzen Welt
- Heilung
- Auf der körperliche Ebene steht dieses Chakra für das Herz, die Lunge, den Brustkorb, den Kreislauf, die Haut, die Thymusdrüse und die Hände
- Auf der emotionalen Ebene steht es dafür, dass du dich lieben lernst und damit auch die Möglichkeit hast, andere Menschen zu lieben
- Auf der geistige Ebene steht es dafür zu erkennen, was dir Freude gibt und dich glücklich macht sowie die Fähigkeit, diese Freude und das Glück mit anderen zu teilen

MAN ORDNET IHM ZU

Die Farbe Grün als Schutz des Herzens
Grün ist die Farbe des Ausgleichs und der Harmonie. Sie steht für Ruhe und Wachstum.

Die Farben Rosa oder Gold für das Herz selbst
Rosa ist die Farbe der bedingungslosen Liebe (zum Beispiel zu den Kindern, zum Partner, zu Freunden)
Gold ist die Farbe der göttlichen Weisheit, der Harmonie und der Zukunft.

Das Element Luft
Ohne Luft beziehungsweise den Sauerstoff in der Luft könnten wir nicht leben. Da alle Lebewesen die gleiche Luft atmen, sind wir alle miteinander verbunden.

Die Länder Spanien, Neuseeland und Ozeanien
Ozeanien ist die Bezeichnung für die Inselwelt des Pazifiks nördlich und östlich von Australien.

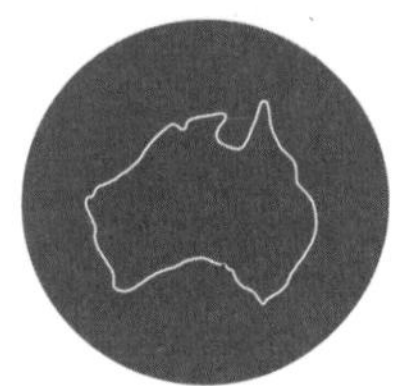

Den Erdteil Australien
Die Naturerfahrung der unberührten Natur, der Blüten, eines rosafarbenen Himmels. In meiner Kindheit hieß es immer, wenn sich der Himmel in der Weihnachtszeit langsam rosa färbte, dass die Engel Plätzchen backen.

Den Ort Glastonbury in Südengland
Über den Ort Glastonbury erzählt man sich viele mythische Geschichten. So soll es sich hier um den Ort „Avalon" aus der Artussage handeln. Auch soll der Kelch, aus dem Jesus beim letzten Abendmahl trank, hier in einem Brunnen liegen.

Die Musiknote „f"

Den Planet Venus
Die Venus trägt den Namen der römischen Göttin der Liebe und der Schönheit. Wenn man sie morgens sah, wurde sie auch „Morgenstern" oder abends entsprechend „Abendstern" genannt.

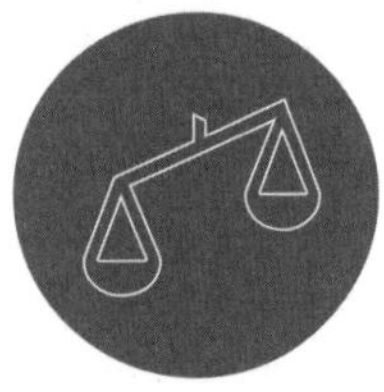

Die Sternzeichen Waage und Stier
Das Sternzeichen *Waage* ist ein Luftzeichen. Der friedvollen Waage sagt man nach, dass sie die Schönheit und Harmonie liebt und manchmal unentschlossen ist. Diesem Zeichen sind die Nieren zugeordnet.
Das Sternzeichen *Stier* ist ein Erdzeichen. Dem liebevollen Stier sagt man nach, dass er praktisch, stark und naturverbunden ist, aber auch sehr stur sein kann. Diesem Zeichen wird die Kehle zugeordnet.

Die Pflanzen Rose und Lilie
Lilie steht für den Glauben und die Reinheit.
Rose steht für: „Ich liebe dich über alles!"

Das Aroma Rose
Rose hilft uns, das Herz zu öffnen, Liebe zu geben und auch zu empfangen. Ein offenes Herz bringt uns ein glückliches und erfülltes Leben.

Die Edelsteine Rosenquarz, Diamant, Peridot
Der *Rosenquarz* ist der Stein der Liebe und ein besonders starker Heilstein für das Herz. Er unterstützt die Öffnung deines Herzens und damit auch das Vertrauen in deine Fähigkeiten.
Der *Diamant* symbolisiert Schönheit, Kraft und Willensstärke.
Der *Peridot* kann negative Gefühle in positive Gefühle umwandeln und damit die Beziehungen zu anderen Menschen verbessern.

Die Metalle Kupfer und Gold
Kupfer ist das Metall der Venus. Seiner Farbe nach gleicht es am meisten dem Gold. Kupfer und Kupfererze haben die schönsten Farben.
Gold ist das Metall der Sonne. Es kann von gewöhnlichen chemischen Prozessen nicht angegriffen werden. Es ist ein altes Heilmittel gegen Störungen des Blutkreislaufs und Herzkrankheiten.

Die Vokalmusik
Vokalmusik wird ohne jegliches Instrument nur mit der Stimme erzeugt. Mir gefällt A-cappella-Musik sehr gut. Bei ihr werden mehrstimmige Vokalwerke gesungen.

Das Tasten und Fühlen
In unserer Haut sind 300 bis 6000 Millionen Tastrezeptoren. Sobald wir etwas berühren, werden diese in elektrische Impulse umgewandelt und rasen mit einer sehr hohen Geschwindigkeit zum Gehirn. Ohne Tastsinn könnten wir uns nicht normal bewegen.
Gefühle lassen sich auch über Berührungen vermitteln. Manchmal machen wir in unserer Yogagruppe am Ende auch Massagen. Sie sind sehr beliebt.

Das mythologische Tier „Hirsch"
Der Hirsch ist bei den Indianerstämmen das Sinnbild für das Herz und für die feinstofflichen Kräfte. Er ist der Hüter am Tor zur Geisterwelt. Er symbolisiert Öffnung, vitale Lebensenergie und geistiges Bewusstsein

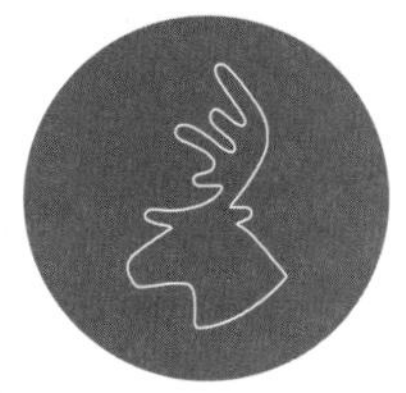

Den Anspruch „zu lieben"
Das Recht darauf, Liebe zu geben und zu empfangen, sich selbst und anderen.

Das Mantra YAM

DIE ENTWICKLUNG DES HERZCHAKRAS

Das Herzchakra ist die Brücke zwischen den unteren und dem oberen drei Chakren. Durch diese Verbindung der Chakren miteinander hat es eine ganz besondere Bedeutung. Menschen mit einem offenen Herzchakra besitzen die Fähigkeit, sich selbst und anderen bedingungslose Liebe zu geben. Kleine Kinder haben in der Regel, wenn sie keine schlechten Erfahrungen gemacht haben, ein offenes Herz. Sie sind offen und vertrauensvoll gegenüber allen Menschen und Lebewesen. Sie kennen keine Vorurteile und nehmen jeden so, wie er ist. Das sind die Qualitäten des Herzchakras. Außerdem gehören noch Freude, Friedlichkeit, Mitgefühl und Liebe dazu.
Natürlich haben wir alle schon schmerzhafte Erfahrungen gemacht. Vielleicht haben sich deine Eltern getrennt, die geliebte große Schwester ist ausgezogen, Freunde waren gemein und ungerecht zu dir oder sie gehen jetzt ganz andere Wege als du. Das Herzchakra immer wieder zu öffnen ist ein großes Zeichen von Stärke. Es zeigt, dass du in der Lage bist zu akzeptieren, dass nicht immer alles so ist, wie du es dir wünschst.
Bist du trotzdem bereit, dein Herzchakra immer wieder zu öffnen? Das macht dich verletzlich und gleichzeitig innerlich unglaublich stark! Es ermöglicht dir, viele neue positive und tiefe Erfahrungen zu machen. Die Kraft des Herzens, also der Liebe, ist viel, viel stärker als Macht und Geld. Sie ist unbezahlbar.

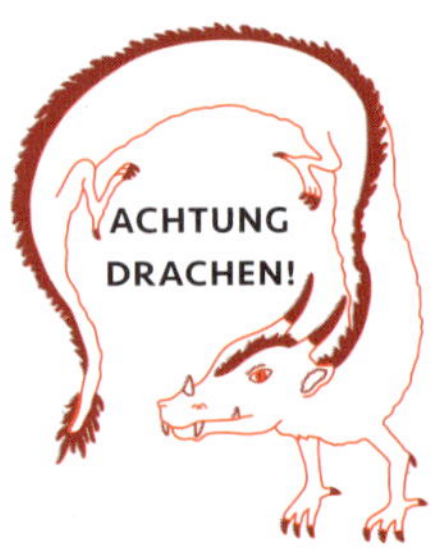

DAS UNAUSGEGLICHENE

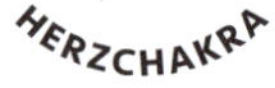

Hier werden wieder deine Drachen aktiv!

Das Herzchakra ist die Brücke zwischen den unteren und dem oberen drei Chakren. Durch diese Verbindung der Chakren miteinander hat es eine ganz besondere Bedeutung. Menschen mit einem offenen Herzchakra besitzen die Fähigkeit, sich selbst und anderen bedingungslose Liebe zu geben. Kleine Kinder haben in der Regel, wenn sie keine schlechten Erfahrungen gemacht haben, ein offenes Herz. Sie sind offen und vertrauensvoll gegenüber allen Menschen und Lebewesen. Sie kennen keine Vorurteile und nehmen jeden so, wie er ist. Das sind die Qualitäten des Herzchakras. Außerdem gehören noch Freude, Friedlichkeit, Mitgefühl und Liebe dazu.
Natürlich haben wir alle schon schmerzhafte Erfahrungen gemacht. Vielleicht haben sich deine Eltern getrennt, die geliebte große Schwester ist ausgezogen, Freunde waren gemein und ungerecht zu dir oder sie gehen jetzt ganz andere Wege als du. Das Herzchakra immer wieder zu öffnen ist ein großes Zeichen von Stärke. Es zeigt, dass du in der Lage bist zu akzeptieren, dass nicht immer alles so ist, wie du es dir wünschst.
Bist du trotzdem bereit, dein Herzchakra immer wieder zu öffnen? Das macht dich verletzlich und gleichzeitig innerlich unglaublich stark! Es ermöglicht dir, viele neue positive und tiefe Erfahrungen zu machen. Die Kraft des Herzens, also der Liebe, ist viel, viel stärker als Macht und Geld. Sie ist unbezahlbar.

Schau dir die Zuordnungen des vierten Chakras genau an. Ist dein Herzchakra schwach, suche das aus, was zu dir passt, um es wieder zu stärken.

HEILUNG

Hier ist deine Schatzkammer. Nicht nur ein Schatz, sondern auch mehrere können dir helfen. Alles, was dich öffnet, weich und gefühlvoll macht, könnte dich bei deiner Heilung unterstützen.

- Yogahaltungen, die den Brustkorb öffnen, wie zum Beispiel Rückwärtsstreckungen
- Atemübungen
- Sachen machen, die du liebst, wie zum Beispiel Yoga üben
- Anderen Menschen freundliche oder liebevolle Dinge sagen oder schreiben
- Deine Gefühle zeigen und dazu stehen
- Mit kleinen Kindern spielen
- Tierbabys im Zoo besuchen
- Hunde ausführen
- Filme anschauen, die gut enden und ohne Gewalt sind
- Ein Plakat mit einem großen Herz in deinem Zimmer aufhängen und dort hineinschreiben, was dir alles gut an dir selbst gefällt
- Sich gegenseitig massieren (mit Freunden oder der Familie), Tanzen gehen oder allein zu Hause tanzen
- Sich liebe Menschen zum Umarmen suchen
- Dich mit grünen Sachen umgeben (Tücher, Kleidung, Schmuck)
- Grünpflanzen in dein Zimmer stellen
- Deine Lieblingsfreundin oder deinen Lieblingsfreund anrufen und ganz lange mit ihr oder ihm telefonieren
- Rosenöl in eine Duftlampe geben
- Überall kleine Zettel mit dem Kraftsatz verteilen
- Meditieren

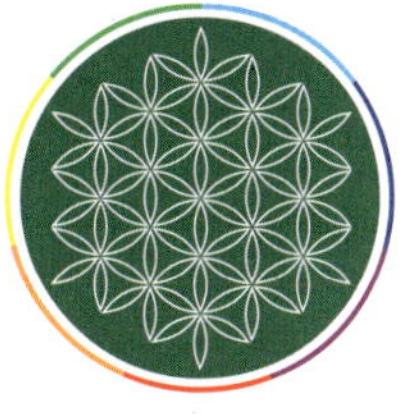

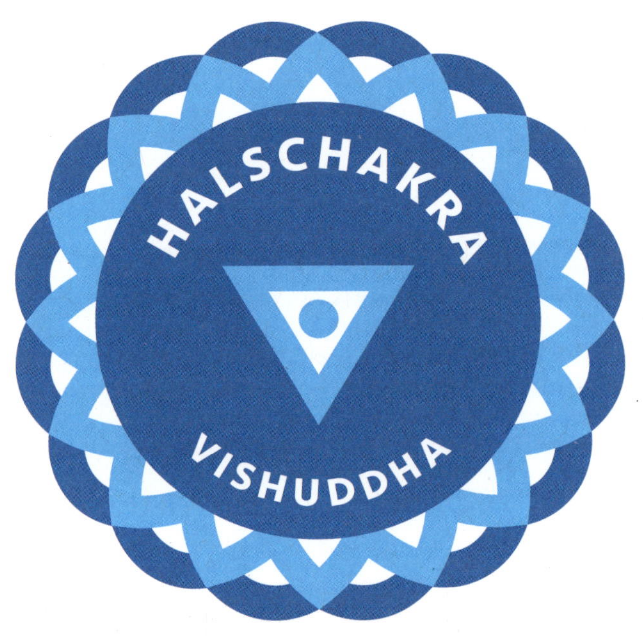

Vishuddha bedeutet sehr rein, klar, frei von …, Reinigung.

Das Hals- oder Kehlkopfchakra ist das fünfte Energiezentrum und befindet sich im Bereich der Halswirbelsäule ungefähr am siebten Halswirbel (das ist der Wirbel, dessen Sporn oben am meisten hervorragt), etwa in der Höhe des Kehlkopfs. Ab hier fangen die spirituell betonten Chakren an. Dieses Chakra ist nicht nur für unser irdisches oder körperliches Dasein zuständig, sondern auch für unsere seelische Verbindung mit dem Universum. Zwischen dem 28. und 35. Lebensjahr wird es entwickelt und gefestigt.

Das Symbol für das Halschakra ist ein Kreis in einem Dreieck.
Farblich ist es hellblau bis türkis, eine Mischung aus dem Grün des Herzchakras und dem Blaulila des Stirnchakras.

Das Dreieck steht für die Ur-Trinitäten (Vater, Sohn und heiliger Geist).
Der Kreis steht für Verbundenheit und Unendlichkeit.

Auf den sechzehn Blütenblättern stehen Mantren. Sie stehen für die Energie des Geistes.
Sie heißen Am, Aam, Im, Iim, Um, Uum, Rm, Rrm, Lrm, Lrrm, Em, Aim, Om, Aum, Am und Ahm.

Das Zeichen in der Mitte bedeutet die Silbe Ham.

ES STEHT FÜR

- Den Glauben, dass alles im Leben seine Berechtigung hat und einen Sinn ergibt
- Dafür, dass das Leben ein Entwicklungsweg ist
- Die Kommunikationsfähigkeit
- Die mentale Kraft, das heißt, den reinen Gebrauch des Willens und des Geistes
- Die Unabhängigkeit, die Inspiration und die Kreativität
- Die Macht
- Dafür, jedes Gefühl frei und ehrlich äußern zu können, und die Entscheidung, wann das passiert
- Dafür, mitfühlend die Wahrheit zu sagen
- Auf der körperlichen Ebene steht dieses Chakra für den Hals, den Mund, den Kiefer, die Zähne, die Ohren und die Schilddrüse
- Auf der emotionalen Ebene steht es für den ehrlichen und wahren Austausch deiner Gefühle und Gedanken
- Auf der geistigen Ebene steht es für klares Wissen und deine eigene Wahrheit

MAN ORDNET IHM ZU

Die Farbe Hellblau
Blau ist die Farbe der Konzentration auf einen Punkt der Ruhe und Besonnenheit.
Hellblau steht für die Kommunikation mit anderen und auch mit sich selbst. Damit sind keine Selbstgespräche gemeint, sondern sich Gedanken über seine eigene Person zu machen.
Türkis steht für das Ich. Sich mit sich selbst zu beschäftigen und auseinanderzusetzen und sich selbst in verschiedenen Situationen zu beobachten. Vielleicht bist du sehr zurückhaltend und äußerst deine Meinung nicht. Hier kannst du dich fragen, wann und warum du das tust. Wie könntest du es ändern? Türkis steht für deine persönliche Entwicklung.

Das Element „ Äther" (der Schall)
Der Äther steht für die Welt der unsichtbaren Schwingungen. Du kannst ihn spüren, wenn wir das *Om* intonieren oder andere Mantren singen.

Die Erdteile Nord- und Südamerika

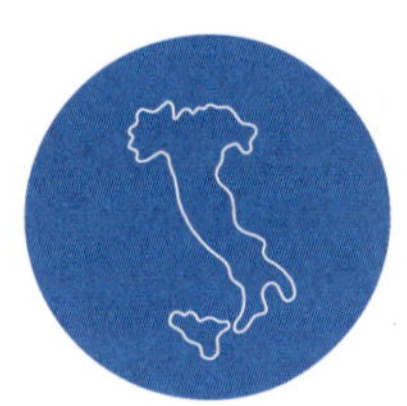

Das Land Italien
Italien ist ein sehr religiöses Land. In der Stadt Rom liegt der kleinste Staat der Welt: der Vatikan. Dort lebt der Papst. Er ist das Oberhaupt der katholischen Kirche. Er soll eine Brücke zwischen den Menschen und Gott bauen.

Die Naturerfahrung
des blauen Himmels, der Spiegelung des Himmels in einem Gewässer, eines leichten Wellenschlags. Ich liege sehr gerne im Sommer auf der Wiese und schaue in den Himmel.

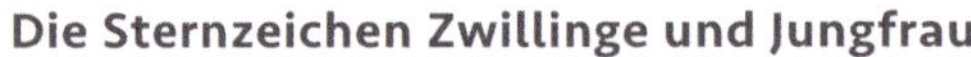

Die Sternzeichen Zwillinge und Jungfrau

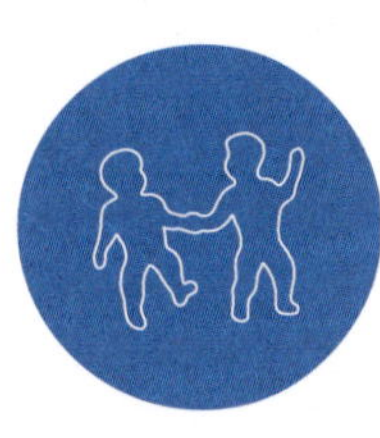

Das Sternzeichen *Zwillinge* ist ein Luftzeichen. Zwillinge scheinen oft zwei Persönlichkeiten zu haben. Sie sind aber in der Lage, beide Seiten zu sehen. Sie sind sehr gesellig, anpassungsfähig und lebhaft. Sie sollen kreativ, sehr kommunikativ, aber oft auch unruhig sein. Das Zeichen ist mit den Händen, den Armen, den Schultern und der Lunge verknüpft.
Das Sternzeichen *Jungfrau* ist ein Erdzeichen. Die Jungfrau ist praktisch veranlagt, genau, ordentlich und perfektionistisch. Außerdem kann sie recht kritisch sein. Das Zeichen ist den Verdauungsorganen zugeordnet.

Die Cheopspyramide
Die Cheopspyramide ist in Ägypten und soll mit dem Berg Sinai und dem Ölberg in Jerusalem verbunden sein.

Die Musik der Oper
Die Oper ist eine laut gesungene Geschichte auf der Bühne. Ein Orchester begleitet die Sänger mit Musik. In einer Oper stehen sehr, sehr viele Menschen auf der Bühne.

Die Musiknote „g"

Die Aromen Eukalyptus, blaue Kamille, Ylang-Ylang
Vom *Eukalyptus* gibt es verschiedene Düfte. Sie helfen, zur Ruhe zu kommen, und regen die Kreativität an. Sie fördern die Erkenntnis, dass alles zusammengehört und alles eins ist. Sie stärken die Konzentration und lassen Ruhe und Gelassenheit eintreten.
Die *blaue Kamille* beruhigt die Nerven und hilft, aufgebrachte Gefühle wie Zorn, Ärger und Angst wieder zu neutralisieren. Wenn du deine Meinung oder Vorstellungen änderst, hilft die blaue Kamille dabei, alle damit verbundenen Aufregungen herunterzufahren.
Ylang-Ylang entspannt und entkrampft. Es steht für überschäumende Lebensfreude und öffnet unsere Gefühle.

Die Pflanze Gardenie
Bedeutung: „Du bist rein und lieb".

Den Planet Merkur
Merkur trägt den Namen des römischen Götterboten Mercurius (griechisch: Hermes). Er ist dem Mond, mit seinen kleinen und großen Kratern, sehr ähnlich. Er ist der Sonne am nächsten. Er steht für alle Formen des Austauschs, der Kommunikation, der Sprache und der Gedanken. Kennst du den Hermes-Versand? Das ist ein Unternehmen, das Pakete und Päckchen ausliefert. Sicher haben sich die Chefs diesen Namen ganz bewusst ausgesucht.

Das Metall Quecksilber
Quecksilber ist als Metall sehr beweglich. Mit seiner Hilfe können andere Metalle aufgelöst werden und bilden dann Legierungen. Legierungen sind Stoffgemische aus zwei oder mehreren Metallen. Das hilft, mehr Härte, Bruchsicherheit und Dichte zu erzeugen. Legierungen sind zum Beispiel Stahl, Bronze oder Messing.

Die Edelsteine Türkis, Aquamarin, Blauer Achat
Der *Türkis* trägt, laut der Kultur der Indianer, den Geist des Schöpfers in sich. Er heilt bei Energieverlust und verpflichtet zur Ehrlichkeit.
Aquamarin bedeutet übersetzt „Meerwasser". Er steht für Frieden und Gelassenheit und hilft beim geistigen Wachstum.
Der *Blaue Achat* hilft dabei, deine Gedanken im Körper zu verankern. Auch unterstützt er eine deutliche Kommunikation und deine Ehrlichkeit und stärkt deine Willenskraft.

Das Hören
Unsere Ohren sind immer offen, auch im Schlaf. Wir brauchen sie zum Hören. Sehr viele Informationen werden über die Ohren transportiert. Musik oder Geräusche kündigen zum Beispiel Spannung oder Gefühle an. Man muss nichts sehen, um etwas zu verstehen. Es gibt aber auch eine Art „inneres Hören", das entsteht, wenn du wie bei der Meditation Stille zulässt.

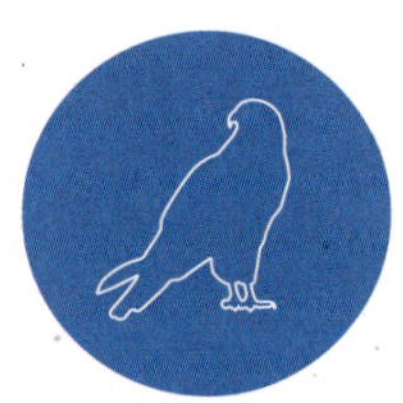

Das mythologische Tier „Turmfalke"
Der Turmfalke hilft dabei, deinen Blick auf die richtigen Dinge zu lenken. Der Falke möchte dazu auffordern, Gelegenheiten, die auf dich zukommen, sofort anzunehmen und schnell zu handeln. Es geht in der Regel um eine höhere Bedeutung der Dinge. Damit ist gemeint, dass du aus der Situation etwas Übergeordnetes für deine Person lernen kannst.

Den Anspruch „zu sprechen"
Du hast das Recht darauf, ehrlich und wahrhaftig zu sprechen, mit dir selbst und mit anderen. Das bedeutet auch das Hören auf deine „innere Stimme".

Das Mantra HAM

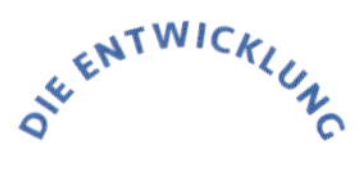

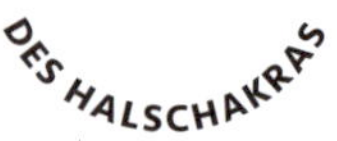

Das ausgeglichene Hals- oder Kehlkopfchakra kannst du äußerlich und innerlich wahrnehmen.
Äußerlich wird es deutlich, wenn du deine eigene Wahrheit, deine eigenen Gedanken und deine eigene Meinung vertreten kannst. Du lässt dich nicht verunsichern, auch wenn jemand eine andere Meinung hat. Damit ist gemeint, dass du zwischen richtig und falsch abwägst und so ehrlich wie möglich bist. Es geht nicht darum, deinen Kopf durchzusetzen, sondern mit dem Herzen zu spüren, ob eine Situation für dich stimmig ist.
Innerlich spricht man manchmal von seiner „inneren Stimme". Du kennst es, wenn du gutgestimmt an einen Freund denkst oder sauer und missgestimmt. In der Wut „spricht" die innere Stimme anders als in der Zuneigung. Auch hier sei wahrhaftig. Wenn deine Gefühle sehr stark sind, ist es manchmal nötig, eine Zeitlang zu warten und erst dann zu sprechen. Du solltest darauf achten, niemanden (auch dich selbst nicht) zu verletzten, aber auch das lässt sich nicht immer vermeiden. Versuche immer wieder einmal, deine Worte und deine Gedanken zu beobachten.

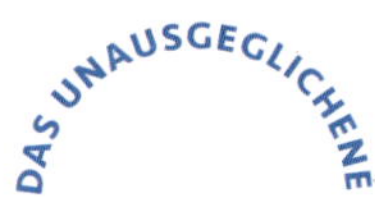

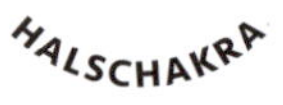

Hier zeigen sich einige Drachen!
Das ausgeglichene Hals- oder Kehlkopfchakra kannst du äußerlich und innerlich wahrnehmen.

Äußerlich wird es deutlich, wenn du deine eigene Wahrheit, deine eigenen Gedanken und deine eigene Meinung vertreten kannst. Du lässt dich nicht verunsichern, auch wenn jemand eine andere Meinung hat. Damit ist gemeint, dass du zwischen richtig und falsch abwägst und so ehrlich wie möglich bist. Es geht nicht darum, deinen Kopf durchzusetzen, sondern mit dem Herzen zu spüren, ob eine Situation für dich stimmig ist.

Innerlich spricht man manchmal von seiner „inneren Stimme". Du kennst es, wenn du gutgestimmt an einen Freund denkst oder sauer und missgestimmt. In der Wut „spricht" die innere Stimme anders als in der Zuneigung. Auch hier sei wahrhaftig. Wenn deine Gefühle sehr stark sind, ist es manchmal nötig, eine Zeitlang zu warten und erst dann zu sprechen. Du solltest darauf achten, niemanden (auch dich selbst nicht) zu verletzten, aber auch das lässt sich nicht immer vermeiden. Versuche immer wieder einmal, deine Worte und deine Gedanken zu beobachten.

Schau dir die Zuordnungen des fünften Chakras genau an. Für jeden ist auch ein Schatz vorhanden.

HEILUNG

Ist das Hals- oder Kehlkopfchakra schwach, suche die Schätze aus, die zu dir passen, um es wieder zu stärken.

- Alle Asanas aus dem Yoga, bei denen du den Kopf deutlich und bewusst wahrnimmst (zum Beispiel alle Drehungen, Kopfstand, Schulterstand)
- Singen (zum Beispiel allein unter der Dusche oder im Chor)
- Gespräche mit Menschen führen, denen du vertraust (zum Beispiel mit Freunden, der Familie oder mit Lehrern)
- Theater spielen
- Witze erzählen
- Sprachen lernen
- Wutbriefe an Menschen schreiben, die nicht mit sich reden lassen, diese Briefe laut vorlesen und dann zerreißen (sie sind nicht zum Abschicken gedacht)
- Töne machen
- Vorlesen (zum Beispiel Kindern oder kranken Menschen)
- Gemeinsam ein Buch mit einem Freund oder einer Freundin lesen (mit dem Lesen abwechseln)
- Deine Meinung vor Menschen vertreten, die du liebst, auch wenn es eine andere Meinung ist
- Beten
- Tagebuch, Gedichte, Elfchen (eine Art Gedicht aus 11 Worten) oder ein Buch schreiben
- Versuchen, eine Quatschsprache zu sprechen (das macht viel Spaß)
- Dich mit türkisen und blauen Sachen umgeben (zum Beispiel Blumen, Tücher, Kleidung oder Schmuck)
- Duftöl, passend zum Chakra, in eine Duftlampe geben
- Kraftsätze aufschreiben oder sprechen
- Meditieren

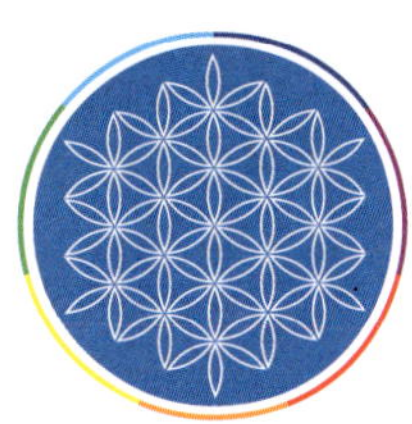

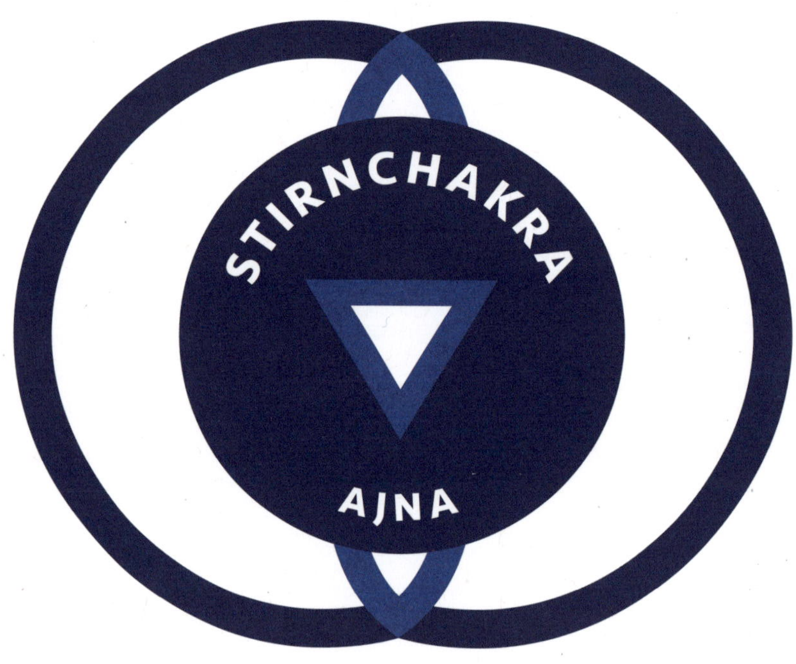

Ajna bedeutet befehlen, steuern, wahrnehmen.

Das Stirnchakra ist das sechste Energiezentrum und befindet sich in der Mitte des Kopfes zwischen den Augenbrauen. Es wird auch „drittes Auge" genannt. Im Stirnchakra verbinden wir unsere Fähigkeiten mit unserer Intuition und versuchen, unseren ganz eigenen persönlichen Weg zu leben. Im Alter zwischen dem 35. und dem 42. Lebensjahr wird es entwickelt und gefestigt.

Das Symbol für das Stirnchakra ist das Dreieck im Kreis in der Farbe Indigoblau bis Violett.

Manchmal wird das Symbol auch in der Farbe Weiß dargestellt.

Auf den beiden Blütenblättern stehen die Zeichen für Ida und Pingala. Diese beiden Energiekanäle kreuzen sich im Ajna-Chakra.

Das Zeichen in der Mitte bedeutet die Silbe OM.

ES STEHT FÜR

- Die Suche nach Sinn (warum sind die Dinge so, wie sie sind?)
- Die Suche nach Wahrheit (stimmt es wirklich, was andere Erwachsene mir sagen?) und Freiheit
- Einen starken unabhängigen Geist
- Die Entwicklung von Dankbarkeit
- Erkenntnis und Klarheit
- Die Intuition und die Hellsichtigkeit
- Auf der körperlichen Ebene steht dieses Chakra für die Nase, die Ohren, die Augen, das Gesicht, das Kleinhirn, das Hormonsystem und die Hypophyse
- Auf der emotionalen Ebene steht es für die Gefühle, die du in deinem Leben erlebst und wie du mit ihnen umgehst. Wie gehst du zum Beispiel mit negativen Gefühlen um? Unterdrückst du sie? Oder kannst du es akzeptieren, auch mal richtig wütend, laut, ungerecht oder traurig zu sein?
- Auf der geistigen Ebene steht es für die Erkenntnis, dass du nicht alles kannst (auch wenn du es gerne möchtest) und auch Verständnis dafür hast, dass es anderen genauso geht

MAN ORDNET IHM ZU

Die Farbe Indigoblau
Indigoblau ist ein Blau mit einem klein bisschen Rot dabei. Es steht für Intuition und Wahrnehmung.
Violett ist die Verbindung von Blau für den Himmel, den Geist oder das Göttliche, und Rot für die Erde, den Körper und das Menschliche. Violett steht für die Vereinigung von Gegensätzen und hat die höchste Lichtschwingung.

Das Element Kosmos
Weltordnung: Etwas, das sich im Großen widerspiegelt, was im Kleinen vor sich geht (zum Beispiel Weltall und Weltraum).

Der Erdteil Europa

Das Land Peru und das Gebirge „Rocky Mountains"

Die Naturerfahrung
des Nachthimmels.

Der Chakraort
Es gibt keinen festen Chakraort. Das sechste Chakra verlagert sich mit jedem Zeitalter.

Die Pflanze Mandelbaum
Mandelbäume wachsen als Rosengewächs nur im milden Klima und vertragen keinen Frost. Unter der harten Schale der Mandel verbirgt sich ein weicher Kern.

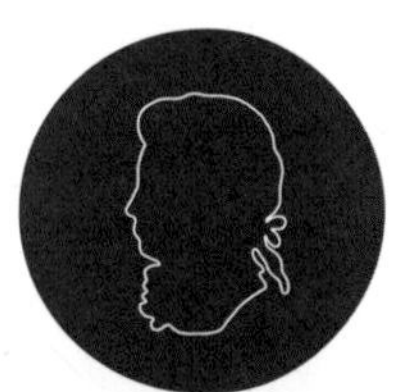

Die klassische Musik, vor allem von Mozart
Die von Mozart komponierte Musik ist zeitlos. Er wurde 1756 geboren und noch heute hört man gerne seine Musik. Sie ist lebendig und kraftvoll, heiter und fröhlich, aber manchmal auch schwermütig.

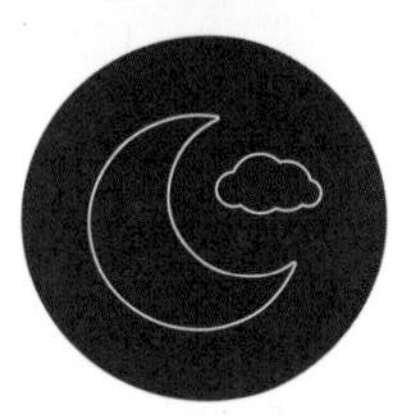

Den Mond
Unser Mond wird auch *Luna* genannt. Er ist der einzige Himmelskörper, der um die Erde kreist. Er hat Einfluss auf das Wetter auf der Erde. Die Gezeiten Ebbe und Flut sind Folge seiner Anziehungskraft. Auch andere Planeten haben Monde.

Das Metall Silber
Das Metall des Mondes ist das Silber. Im menschlichen Organismus wirken die Silberkräfte in allen Aufbau- und Wachstumsvorgängen, am stärksten in den Fortpflanzungsorganen. Silber hat den schönsten Glanz und hellsten Klang von allen Metallen. In Silber kann man sich spiegeln. Hier sieht man, wie gut das Silber zum Mond passt. Der Mond spiegelt das Licht von der Sonne, wobei er uns wie ein Spiegel immer die gleiche Seite zeigt.

Die Aromen Jasmin, Kampfer und Vanilleblume

Das Aroma des *Jasmin* öffnet uns neue Räume. Wir können alte Vorstellungen loslassen und unsere Grenzen erweitern. Bei Fantasiereisen hilft es uns, spirituell wahrzunehmen, das heißt, im größeren Rahmen über unsere kleine Welt hinaus zu denken. Er fördert die spirituelle Wahrnehmung.
Kampfer hilft in der Meditation, unsere Wahrnehmung zu steigern. Auch reinigt es die Atmosphäre. Achtung: Für Kinder unter sechs Jahren, Epileptiker und Schwangere ist es nicht geeignet.
Vanilleblume gibt Mut und Zuversicht in neuen Entwicklungen. Es schafft Ruhe und Harmonie, um der Seele ein Zuhause zu geben.

Die Intuition

Die Verbindung und Wirkung aller menschlichen Sinne, das Sehen, das Fühlen, das Schmecken, das Hören und das Tasten.

Die Edelsteine Saphir, Sodalith, Lapislazuli und Tansanit

Die Farbe des *Saphir* ist Urblau. Er steht für Treue, klare Gedanken und Entscheidungsfreudigkeit. Mit ihm kann man den Geist wecken und schärfen.
Der blaue Stein *Sodalith* schenkt Ausdauer, Mut und steigert das Selbstbewusstsein. Er hilft, schlechte Gewohnheiten und Ängste abzulegen, und erhöht die Denkkraft.
Auch der *Lapislazuli* ist blau und das Symbol für Weisheit und den höheren Geist.
Der blaue Stein *Tansanit* eignet sich zur Heilung und verpflichtet zu Wahrheit, Weisheit und Liebe.

Die Musiknote „a"

Die Sternzeichen Schütze und Fische

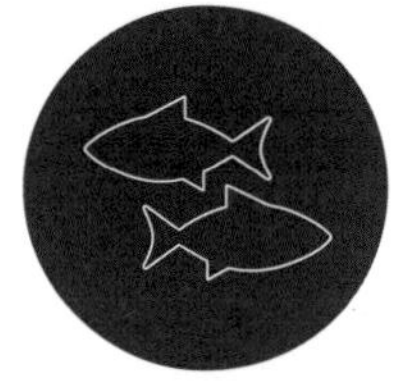

Das Sternzeichen *Schütze* ist ein Feuerzeichen. Der Schütze denkt und lernt gerne. Er liebt die Herausforderung. Er ist optimistisch, hat Humor und ist manchmal ein wenig unruhig. Das Zeichen ist den Oberschenkeln zugeordnet.
Das Sternzeichen *Fische* ist ein Wasserzeichen. Fische sind oft verträumt, sensibel und manchmal ein wenig weltfremd. Sie können sehr fürsorglich sein. Sie lieben Musik und Kunst. Das Zeichen ist den Füßen zugeordnet.

Das mythologische Tier „Habicht"

Der Habicht symbolisiert die Intuition aus dem eigenen Bewusstsein und die direkte Verbindung mit der Sonne, dem Licht und dem Feuer. Er hilft dir, Dinge richtig zu deuten, Träume wahr werden zu lassen sowie neue Projekte ins Leben zu rufen und zu verwirklichen. Er schenkt dir eine klare, lichtvolle und starke Führung.

Den Anspruch „zu sehen“
Du hast das Recht darauf, dich selbst und deine inneren Bilder, aber auch die anderen zu „sehen“.

Das Mantra KSHAM
Dieses Mantra kannst du laut, leise oder innerlich während einer Meditation sprechen. Es hilft dir zu hören, was richtig für dich ist.

DIE ENTWICKLUNG DES STIRNCHAKRAS

Ist das Stirnchakra offen, hast du deinen persönlichen Weg wahrscheinlich schon gefunden. Du weißt, was du willst, und kannst danach handeln. Du kennst viel von deiner eigenen Person mit ihren hellen und dunklen Seiten. Du bist dir darüber im Klaren, dass du eine Seele hast, die dein wahrer Kern ist.

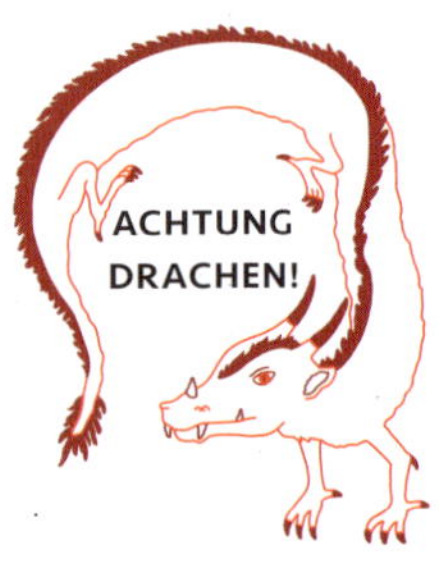

Achtung Drachengefahr!
Das unausgeglichene Stirnchakra zeigt sich, wenn man sich als Erwachsener überwiegend schwach und kraftlos fühlt. Wenn keine Ausdauer vorhanden ist. Vielleicht ernährt man sich nicht gut, hat viele dunkle Gedanken und hat ein sehr schlechtes Bild von sich selbst. Diese Menschen haben keinen Sinn für Spiritualität oder Mystik. Sie können sich also überhaupt nicht vorstellen, dass es Dinge zwischen Himmel und Erde gibt, die man nicht sehen kann, sondern nur spürt und fühlt. Sie sind eher materiell orientiert.

DAS UNAUSGEGLICHENE STIRNCHAKRA

Schau dir die Zuordnungen des sechsten Chakras genau an. Hier könntest du deinen Schatz finden.

HEILUNG

Ist dein Stirnchakra schwach, suche das aus, was zu dir passt, um es wieder zu stärken. Sammle so viele Schätze ein, wie du brauchst.

- Sich vorstellen, wie du dich in deiner ganzen Persönlichkeit stärken kannst
- Immer wieder am Tag für kurze Zeit zur Stille kommen, um in dich hinein zu horchen und um deine Gedanken zu beobachten
- Ein Traumtagebuch führen
- Fantastische Geschichten aufschreiben, erzählen oder dir ausdenken
- Dich mit türkisen oder blauen Sachen umgeben (Tücher, Kleidung, Blumen, Schmuck)
- Duftöl, passend zum Chakra, in eine Duftlampe geben
- Meditieren

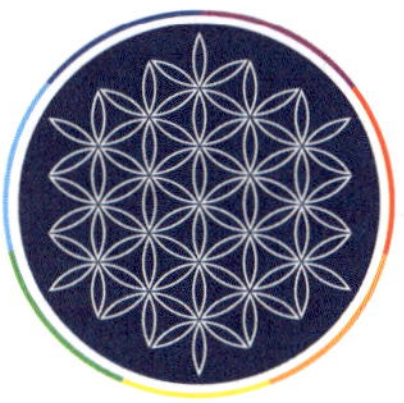

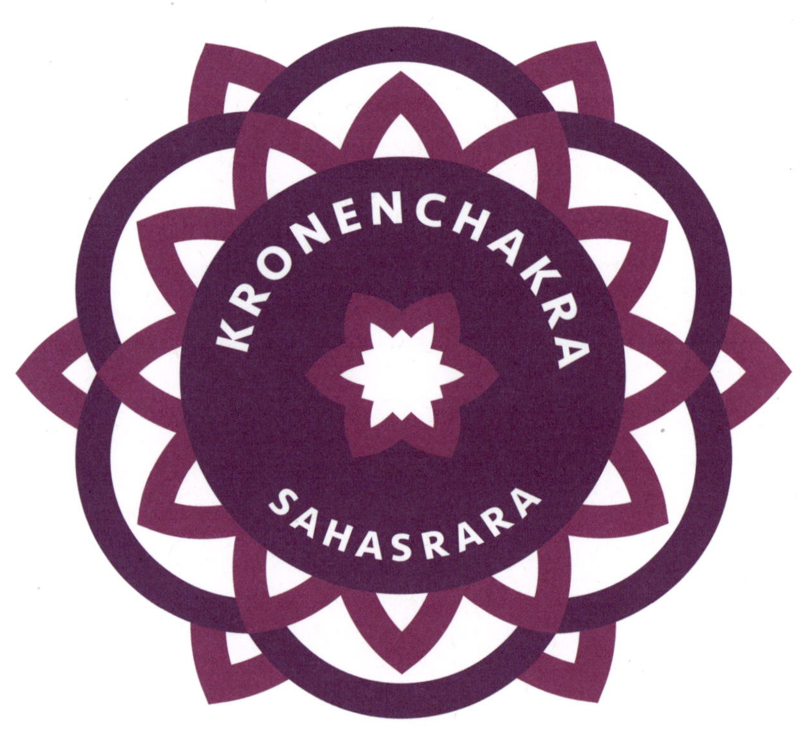

Sahasrara bedeutet tausend, tausendfältig, tausendfach.

Das Kronen- oder Scheitelchakra ist das siebte Energiezentrum und befindet sich am Scheitelpunkt des Kopfes und über den Kopf hinaus. Das Kronen- oder Scheitelchakra ist das höchste spirituelle Zentrum. Es ist der Ort der Weisheit, der höchsten Glückseligkeit und der Freude. Es entwickelt sich und wird gefestigt zwischen dem 42. und dem 49. Lebensjahr.

Das Symbol für das Kronen- oder Scheitelchakra ist der tausendblättrige Lotos. Es soll absolute Vollkommenheit und Vollendung bedeuten.

Seine Form ist rund wie eine Kappe.

Man findet es in den Farben Violett, Weiß oder Gold.

ES STEHT FÜR

- Die höchste Spiritualität und die Erleuchtung
- Die Erkenntnis, dass alles mit etwas Größerem verbunden ist
- Tiefen Frieden und Gelassenheit
- Einen Ort der Weisheit
- Die Verbindung zum Kosmos
- Auf der körperlichen Ebene steht dieses Chakra für den Schädel, das Großhirn und die Zirbeldrüse
- Auf der emotionalen Ebene steht es für größtmögliche Glückseligkeit
- Auf der geistigen Ebene steht es für das Wissen, dass wir von einer höheren Macht liebevoll geführt und geschützt werden

MAN ORDNET IHM ZU

Die Farben Violett, Weiß und Gold
Violett ist die Verbindung von Blau (für den Himmel, den Geist, das Göttliche) und Rot (für die Erde, den Körper und das Menschliche). Violett steht für die Vereinigung von Gegensätzen und hat die höchste Lichtschwingung. *Weiß* enthält alle Farben in sich. Mit Weiß verbindet man Licht, Helligkeit und absolute geistige Klarheit. *Gold* steht für die Weisheit Gottes.

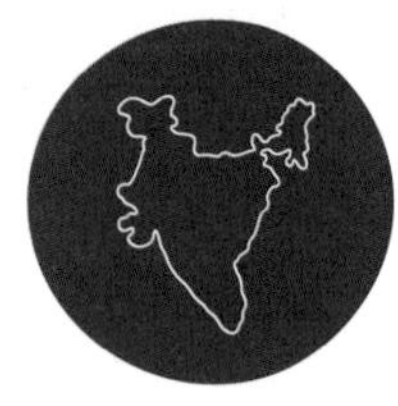

Das Land Indien
Indien ist ein zutiefst spirituelles Land. In ihm leben viele verschiedene Völker mit ihren unterschiedlichen Kulturen. Es ist ein Land mit vielen Göttern und Religionen.

Die Naturerfahrung
des Berggipfels

Den Berg Kailash in Tibet
Für das siebte Chakra steht der Berg Kailash in Tibet. Er ist ein Ort der Vergebung für Hindus, Buddhisten und Jainisten.

Das Sternzeichen Wassermann
Das Sternzeichen Wassermann ist ein Luftzeichen.
Es steht für geistig unabhängige Menschen. Ihnen sagt man nach, dass sie Menschenfreunde sind, denen die ganze Welt am Herzen liegt. Sie bringen gerne neue Ideen in Umlauf. Dieses Zeichen ist dem Blutkreislauf zugeordnet.

Den Planet Neptun
Neptun trägt den Namen des römischen Meeresgottes (griechisch: Poseidon). Neptun als Planet steht in der Astrologie für die universelle Menschenliebe.

Die Aromen Lavendel, Veilchen und Elemi
Lavendel bringt die unteren und oberen Chakren miteinander in Verbindung. Es hilft, Gedanken umzuwandeln und zu einer neuen besseren Lebenseinstellung zu führen.
Mit dem Duft von *Veilchenblättern* kann man sein Potenzial und seine Kraft erkennen. Es hilft uns, über uns hinauszuwachsen.
Elemi hilft, ein Gleichgewicht der Chakren zu schaffen. In der Meditation kann es innere Harmonie und vollkommene Klarheit herstellen.

Das Metall Platin
Platin soll den Geist und die Intuition anregen. Platin beruhigt und schafft Geduld und Ausdauer. Man weiß, was man will.

Die Edelsteine Diamant und Bergkristall
Der *Diamant* ist der König der Edelsteine. Er steht für Charakterstärke und Willenskraft und den Drang nach geistiger Freiheit. Er ist ein Symbol für Reinheit, klare Gedanken und die Treue zu dir selbst.
Der *Bergkristall* ist ein „Meister-Heilstein" und hilft uns auf dem Weg zu uns selbst mit Klarheit und Ordnung. Er hilft, verschlossene Chakren zu öffnen.

Die Pflanze Lotosblume
Der Lotos hat die besondere Fähigkeit, aus dem Schlamm zu wachsen. Er hat sehr viele Bedeutungen in Asien. So steht er für Vollkommenheit, Wissen, Reinheit (an ihm perlt der Schmutz ab) und Erleuchtung.

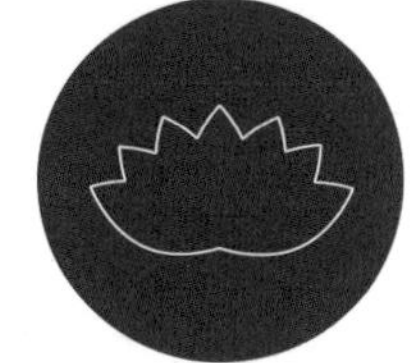

Die Musik der indischen Ragas
Beim Spielen der Raga legt der Musiker seine Gefühle und seine ganze Persönlichkeit in das Stück, das er spielt. Es gibt zwar bestimmte Grundregeln, aber jedes Stück ist einmalig.

Den Kosmos
Weltordnung: Etwas, das im Großen widerspiegelt, was im Kleinen vor sich geht. Zum Beispiel ist der Streit oder die Freude, die du mit einem Freund hast, im Großen ein Krieg oder das friedliche Miteinander von Völkern.
Weltall. Weltraum. Kosmos.

Die Musiknote „h"

Das mythologische Tier „Adler"
Der Adler ist der „König der Lüfte". Er hat seine Nester in den Bergen. Er hat bis auf den Menschen keine Feinde. Er steht für den großen Geist, das höhere Selbst und die Boten aus einer übergeordneten Welt bei Naturvölkern. Bei den Christen steht der Adler für die Allmacht Gottes.

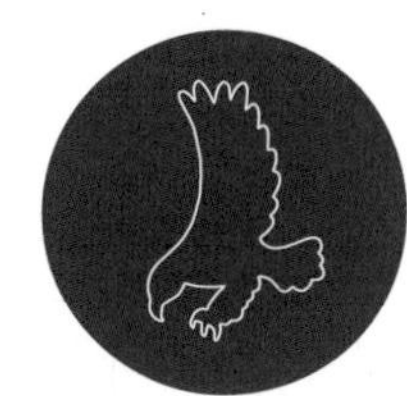

Den Anspruch „zu wissen"
Du hast das Recht darauf zu wissen, dass es nicht nur diese Welt und diese Erde gibt, sondern noch viel mehr zwischen Himmel und Erde. Damit ist gemeint, dass es auch Dinge gibt, die wir nicht wissenschaftlich erklären können, die aber trotzdem vorhanden sind.

Das Mantra OM
Es steht für das gesamte Universum und gilt als heiliger Laut. Dieses Mantra kannst du laut, leise oder innerlich während einer Meditation sprechen. Es hilft dir zu hören, was richtig für dich ist.

DIE ENTWICKLUNG DES KRONENCHAKRAS

Das ist wirklich etwas ganz Besonderes. Es ist der Moment, in dem du weißt, alles ist vollkommen so richtig, wie es gerade im Augenblick ist. Du fühlst, dass du ein Teil von diesem Leben und dem Universum bist. Du bist geschützt und geliebt. Alles ist vollkommen richtig.

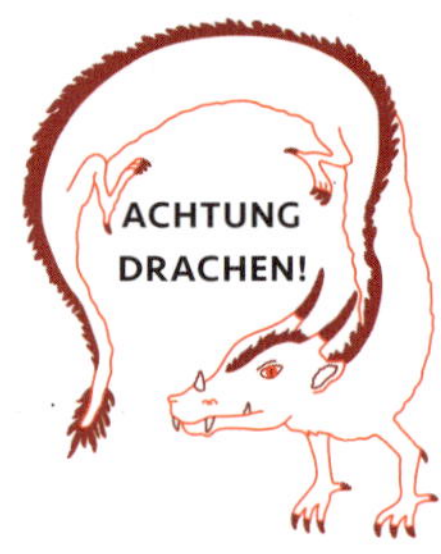

DAS UNAUSGEGLICHENE KRONENCHAKRA

Achtung, Drachen im Anflug!
Ist das Kronen- oder Scheitelchakra schwach, fühlt man sich nicht ganzheitlich mit dem Leben verbunden. Man hat keinen Glauben an die Liebe und eine höhere Macht. Man fühlt sich abgetrennt von positiven Erfahrungen und anderen Menschen.

Schau dir die Zuordnungen des siebten Chakras genau an. Wähle aus der Schatzkammer deinen Schatz aus.

HEILUNG

Suche aus, wie du dein Kronenchakra stärken kannst. Alles, was dazu beiträgt, deine Wahrnehmung zu verbessern, kann dir vielleicht helfen.

- Täglich Yoga machen und spüren, was die unterschiedlichen Übungen bei dir bewirken
- Dich einmal am Tag fünf Minuten in Stille hinsetzten und mit geschlossenen Augen den Atem wahrnehmen
- Gesund und regelmäßig essen
- Genüsslich essen und sehr bewusst deine Nahrung schmecken
- Beim Laufen immer wieder deine Füße auf dem Boden wahrnehmen
- Bei Problemen, die du nicht lösen kannst (wie Streit, Trauer und Ärger) auch um Unterstützung „von oben" bitten (zum Beispiel von Gott, vom Universum, von höheren Kräften)
- Beobachte dich, wie du in verschiedenen Situationen reagierst (zum Beispiel auf deine Eltern, Lehrer, Freunde oder Menschen in deiner Umgebung)
- Schaue und fühle genau hin, was du als erstes Gefühl hast, wenn du mit anderen Menschen zusammen bist
- Schreibe jeden Abend ein bis drei Dinge auf, für die du dich am Tag bedanken möchtest
- Umgib dich mit violetten und weißen Sachen (zum Beispiel Tücher, Kleidung, Blumen oder Schmuck)
- Benutze ein Duftöl in einer Duftlampe, das zu diesem Chakra passt
- Meditiere

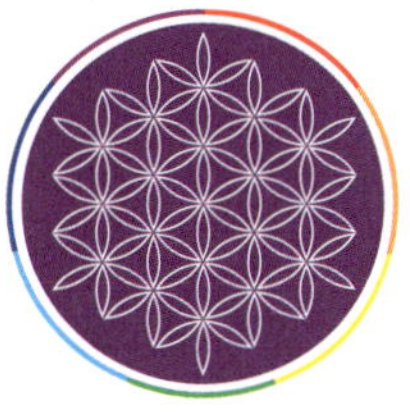

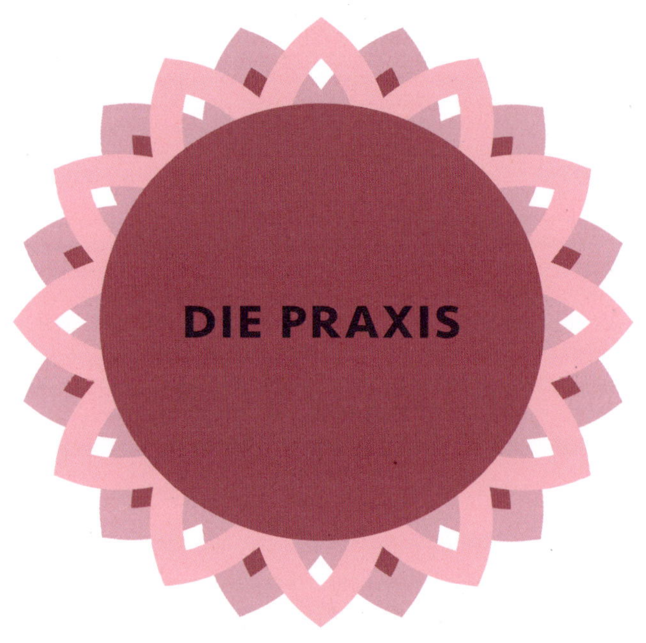
DIE PRAXIS

DAS Buch ist aus den gemeinsamen Yogastunden mit euch entstanden. Die Yogastunden habe ich in einer klaren Struktur aufgeschrieben. Sie hatten einen bestimmten, sich wiederholenden Ablauf. Nur das Thema und die Inhalte der Yogastunden, passend zum jeweiligen Chakra, änderten sich immer wieder.
Von euch wollte ich wissen, ob es für euch einen Unterschied zu den üblichen Yogastunden gab. Zusammengefasst kann ich eure Antworten wie folgt wiedergeben: Einen klaren, sich immer wiederholenden Ablauf kanntet ihr schon. In den Yoga-Chakren-Stunden erlebtet ihr noch stärker die Verbindung des äußeren mit dem inneren Körper. Die Wahrnehmung auf der Herzensebene mit der geistigen Ebene wurde deutlich klarer.

Jessica hat es mit ihrer Aussage auf den Punkt gebracht:
„Die Yogastunden über die Chakren hatten etwas Besonderes für mich. Es war eine neue Blickrichtung auf den menschlichen Geist. Jedes Chakra steht für sich und doch hängen alle Chakren zusammen. Nur im Zusammenspiel funktionieren sie und können ihre Aufgaben erfüllen. Da einem gerade in der Schule oft beigebracht wird, dass man die Dinge alleine schaffen muss, ist es irgendwie schön, so einen Gegenpol zu haben. Der bringt einem bei, dass es darauf ankommt, dass alles in einem im Gleichgewicht bleiben soll; dass man sich nicht zu sehr auf eine Sache versteifen soll und sich daraufhin eventuell ein Chakra verschließt."

DER ABLAUF DER PRAKTISCHEN YOGASTUNDEN

Vorbereitung

In der Raummitte befindet sich eine Chakrakerze, eine Zeichnung des jeweiligen Chakras sowie ein Strauß passender Blumen und ein oder zwei verdeckte Kraftkärtchen. Um die gestaltete Mitte liegt eine entsprechende Anzahl von Yogamatten.

Eingangsritual

Ein Eingangsritual wird vor dem Betreten des Yogaraumes durchgeführt. Hier erfährst du etwas über die Wirkung des heutigen Chakras. Kurz fasse ich die wichtigsten Grundaspekte des entsprechenden Chakras zusammen. Gemeinsam überlegen wir, zu wem von uns das vorgestellte Chakra der Yogastunde am besten passen könnte. Dieses Ritual wird in jeder Yogastunde am Anfang wiederholt. Hier ist es mir ziemlich wichtig, immer wieder zu betonen, dass es nicht um festgelegte Zuordnungen und Bewertungen einer Person geht. Ein respektvoller und achtsamer Umgang miteinander ist die Voraussetzung für dieses Ritual. Selbstverständlich wird vorher gefragt, ob alle Yogis und Yoginis damit einverstanden sind, einem Chakra zugeordnet zu werden. Es sind Wahrnehmungen und Eindrücke, die wir voneinander haben. Jeder von uns trägt bestimmte Anteile von jedem Chakra in sich. Die oder der ausgewählte Yogi oder Yogini bestimmt, wie wir unseren Platz auf der Matte suchen.

Mantra oder Lied

Gemeinsam wählen wir das Lied oder Mantra aus, das zum jeweiligen Chakra passt. Es wird erst laut, dann immer leiser gesungen.

Meditation

Nach dem Singen sitzen wir fünf bis zehn Minuten mit geschlossenen Augen in der Stille. Mit dem Ton der Klangschale endet die Meditation.

Sprechrunde im Kreis

Fragen zum jeweiligen Chakra können jetzt gestellt werden. Ich gebe weitere Informationen zum Chakra.

Erste Aufwärmübungen

Bei den Aufwärmübungen werden schon Vorbereitungen für die ersten Yogaübungen gezeigt.

Ein Spiel

Die Spiele wärmen uns auch auf und zeigen die ersten Yogahaltungen, die später in der Yogasequenz folgen.

Der Kraftsatz

Zu jedem Chakra gibt es einen passenden Kraftsatz. Er folgt nach dem Spiel oder am Ende der Yogazeit.

Die Yogasequenz

Die Yogamatten liegen im Kreis. Die Yogahaltungen werden von mir gezeigt und angeleitet. Ihr macht mit. Alle Yogahaltungen werden auf der rechten und der linken Seite ausgeführt.
In diesem Buch findest du für die Yogahaltungen selbsterklärende kleine Zeichnungen. Falls du genauere Erklärungen zu den Yogahaltungen brauchst, empfehle ich dir mein Buch *Das Kinder-Yoga-Mitmach-Buch*.

Die End-Entspannung

Vollkommenes stilles Liegen mit geschlossenen Augen (auf Wunsch mit Augensäckchen) auf dem Rücken *(Savasana)*, oder gegenseitiges Massieren.

Der Abschlusskreis

Im Kreis stehend, fassen wir uns an den Händen. Diese guten Wünsche senden wir in die Welt:

Mögen alle Menschen glücklich sein.
Mögen alle Tiere glücklich sein.
Mögen alle Wesen glücklich sein.
Ich bin glücklich, ich bin gut.

Abschlussritual

Wir verabschieden uns mit einem *Namaste* voneinander.

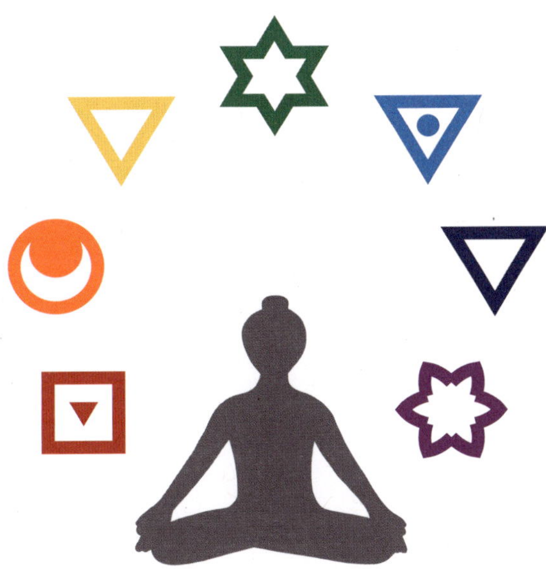

EINE ALLGEMEINE EINFÜHRUNG IN DIE CHAKREN

Vorbereitung
Je sieben Papierkreise in den jeweiligen Chakrafarben liegen in der Mitte um die Chakrakerze. Weißes Papier und Stifte zum Schreiben sind vorhanden.

Eingangsritual
Mit den Ton der Klangschale und dem Hören deines Namen kommst du in den Yogaraum. Du suchst dir eine vorbereitete Yogamatte.

Das Singen
Singe das Mantra „Om Gam Ganapataje namah" (siehe Seite 132), so oft du magst. Zuerst laut und kräftig, dann leise bis lautlos ausklingend singen.
Dieses Mantra ist dem Elefantengott *Ganesha* gewidmet. Es soll helfen, alle Hindernisse aus dem Weg zu räumen, um einen immer wieder guten und neuen Anfang oder Neubeginn zu starten und zu unterstützen.

Meditation
Sitze aufrecht mit gekreuzten Beinen auf dem Boden. Falls deine Wirbelsäule einsinkt, setze dich erhöht auf Decken oder Klötze.

Erste Aufwärmübung
Dynamische Drehung (der Hubschrauber)
Deine Füße stehen etwas mehr als hüftbreit fest verwurzelt auf der Yogamatte. Deine Beine sind leicht gebeugt. Die Arme sind in Schulterhöhe zur Seite gestreckt.
Mit der Einatmung hebst du den Brustkorb und die Wirbelsäule. Mit der Ausatmung drehst du dich mit Schwung abwechselnd nach links und rechts.
Nach und nach wirst du immer schneller. Die Arme und der Kopf drehen sich locker mit, die Hüfte nicht. Nach ein paar Minuten wirst du wieder langsamer.

KINDER-SONNENGRUSS (drei- bis sechsmal üben)

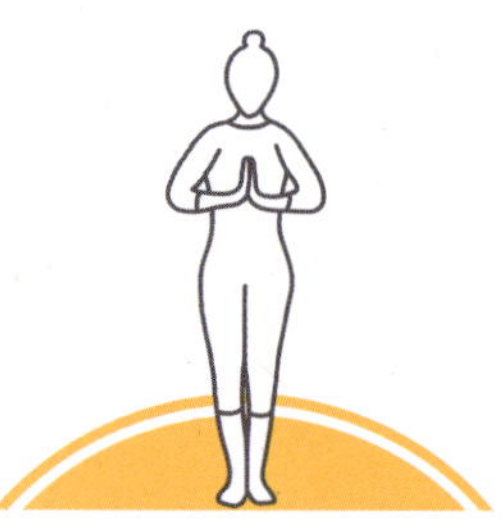

1.
Guten Morgen
In der Bergstellung die Hände vor dem Herzen schließen

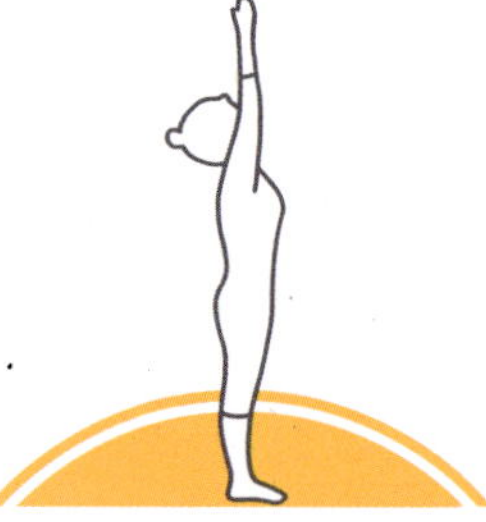

2.
Ich grüße den Himmel
In der Bergstellung die Arme nach oben strecken

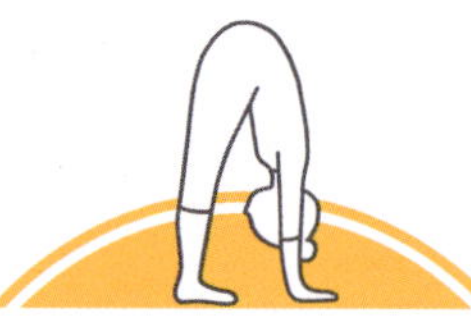

3.
Ich grüße die Erde
Die Arme und Hände nach unten zum Boden bringen

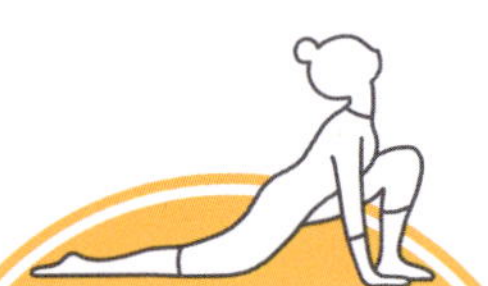

4.
Wo ist der Mond?
Aus dem Vierfüßer-Stand einen Fuß zwischen die Hände nehmen und nach oben schauen

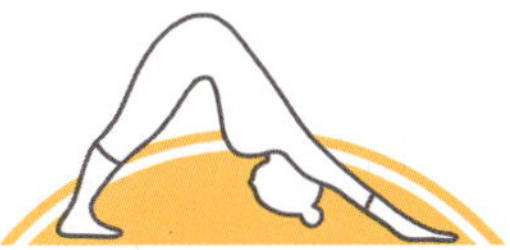

5.
Hinter der Hundehütte
In den Hund gehen

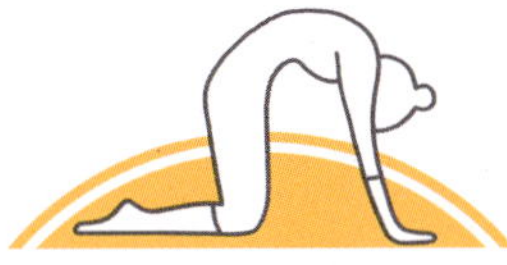

6.
wo die Katze
In die Katze gehen

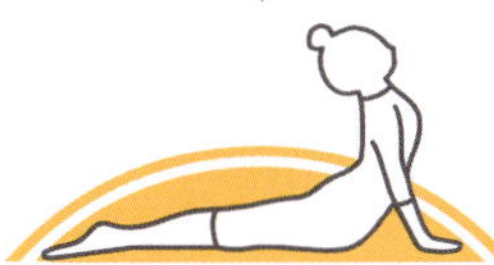

7.
mit der Kobra spielt.
In die Kobra gehen

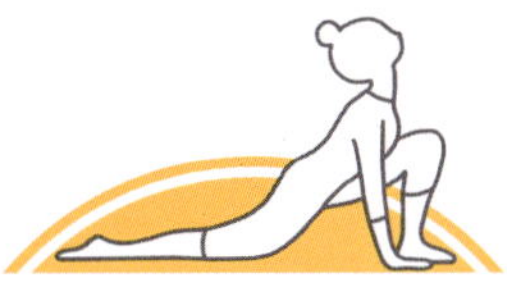

8.
Wenn der Mond untergeht,
In den Mond gehen

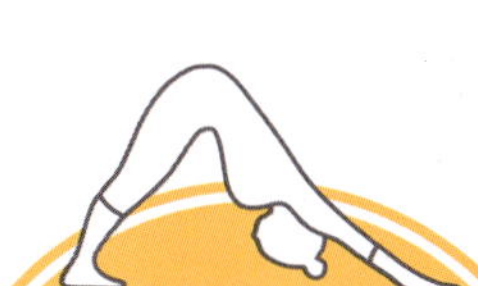

9.
kann hinter der Hundehütte
In den Hund gehen

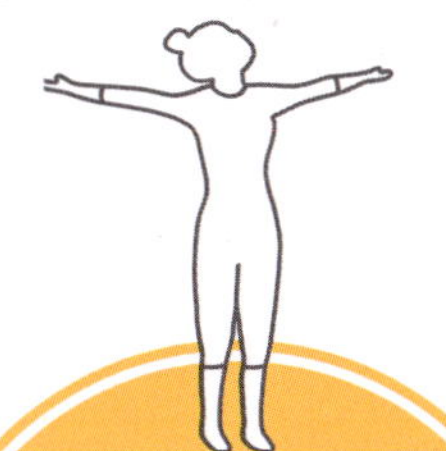

10.
der Horizont riesengroß aufgehen.
Von unten nach oben kommend, große Kreisbewegungen mit den Händen machen

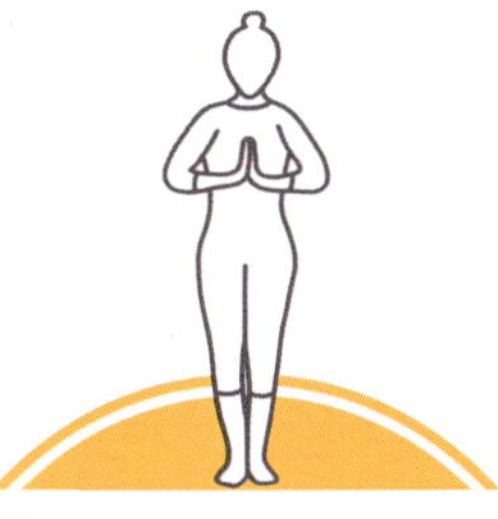

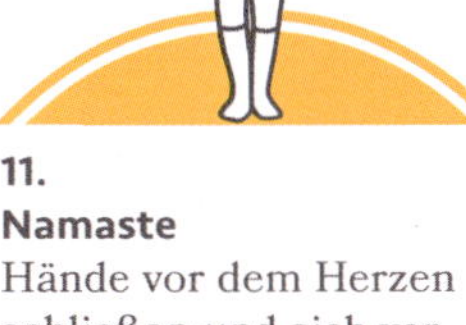

11.
Namaste
Hände vor dem Herzen schließen und sich verneigen

Sprechrunde im Kreis
Ich erkläre kurz das Energiesystem der Chakren.
Du nimmst den Papierkreis mit deiner Lieblingsfarbe.

Was fällt dir zu deiner Lieblingsfarbe ein?

- Apfel, Sonnenuntergang, Erdbeeren, die Haarfarbe von Pippi Langstrumpf, Feuer *(Antworten von Eleonore)*
- Orangefarbene Tulpen, meine Lieblingsfarbe, lebendig, hell, warm, Müllabfuhr *(Antworten von Lotte)*
- Ist nicht gewählt worden
- Wald, Natur, Blumen, meine Lieblingsfarbe, Cover von „City of Bones", meine Augen bei Sonnenschein, taubedecktes Gras, Hoffnung, Glück, dunkel und geheimnisvoll *(Antworten von May Reed)* Natur, Wälder, Wiesen, Sommer, Smaragdgrün, meine Schwester, die Kanarischen Inseln, Ruhe, Frieden, Inspiration, Spaziergänge, Fahrrad fahren, Ausflüge, Hängematten *(Antworten von Jessica)*
- Sommer, erfrischend, hell, sauber, Eis, nass, Wasser, Wellen, kühl, Himmel *(Antworten von Meli)*
- Leben, frisches Wasser *(Antworten von David)*
- Tulpen, Trauben, mir gefällt diese Farbe *(Antworten von Aurelia)*

DAS SPIEL ENERGIEÜBUNG
Stehe oder sitze einem Partner gegenüber. Reibe deine Hände gegeneinander, bis sie energetisch aufgeladen sind. Mit geschlossenen Augen versuchst du nun, die Hände deines Partners zu finden. Die Hände sollen sich nicht berühren, sondern nur voreinander befinden. Günstig ist, nicht zu reden und sehr ruhige Bewegungen zu machen. Du kannst die Energie deines Partners nicht sehen, aber spüren. Es ist wie bei den Chakren. Man kann sie nicht sehen, aber spüren. Chakren sind reine Energie.

YOGAHALTUNGEN ZU DEN CHAKRAFARBEN Erinnerst du dich? Gemeinsam überlegten wir, welche Yogahaltung zu welcher Farbe passen könnte.

ROT

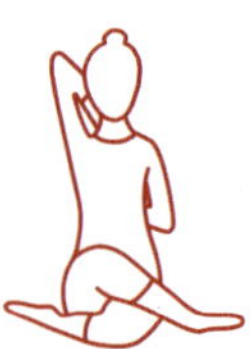

Das Kuhmaul *Gomukhasana*
Die Hände werden hinter dem Rücken gegriffen

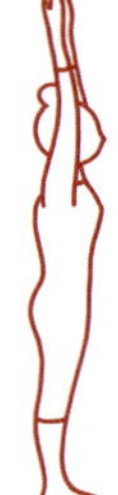

Im Berg die Arme nach oben strecken
Urdhva Hastana

ORANGE

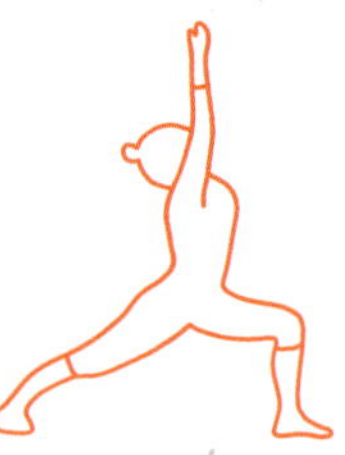

Der Krieger I
Virabhadrasana I

Der Krieger II
Virabhadrasana II

GELB

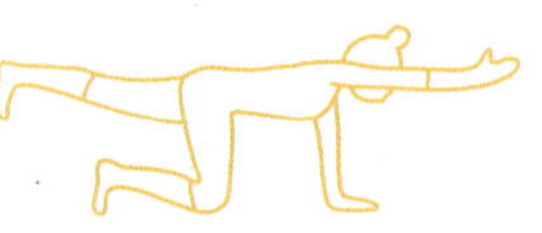

Der Tiger *Vierfüßer-Stand*
Den rechten Arm und das linke Bein diagonal voneinander wegstrecken.

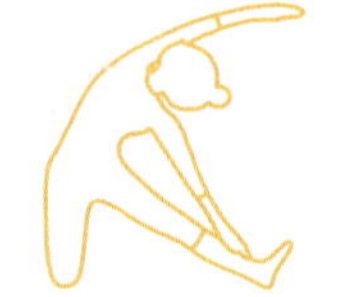

Das Tor *Parighasana*

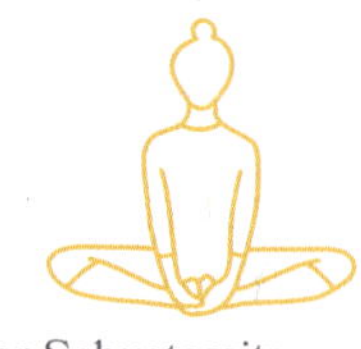

Der Schustersitz
Baddha Konasana

GRÜN

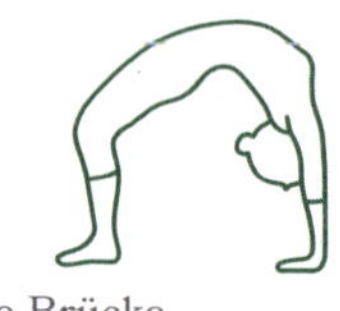

Die Brücke
Uhrdva Dhanurasana

HELLBLAU

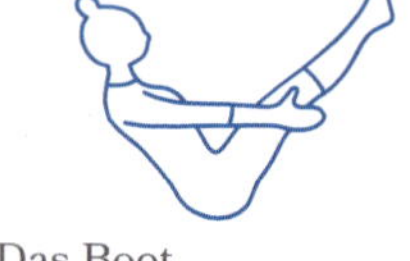

Das Boot
Parnipurna Navasana

DUNKELBLAU

Die Stellung des Kindes
Adho Mukha Virasana

LILA

End-Entspannung
Savasana

End-Entspannung *Savasana*

Du liegst auf dem Rücken. Der Körper liegt vollkommen ruhig da, die Beine sind hüftbreit geöffnet und die Arme etwas vom Körper entfernt. Die Handflächen weisen nach oben. Die Augen sind möglichst geschlossen. Lass deine Beine los und entspanne sie vollkommen. Lass sie weich auseinander und zur Seite fallen. Lass deine Arme los und entspanne sie vollkommen. Entspanne deine Handteller und jeden einzelnen Finger. Spüre, wie dein Po weich wird und zum Boden sinkt. Entspanne Wirbel für Wirbel die Wirbelsäule, mit jedem Ausatmen, zum Boden. Die Schultern ziehen weg von den Ohren und sinken zum Boden. Entspanne deinen Kopf. Spüre, wie der Hinterkopf immer tiefer in den Boden sinkt. Lass das Gesicht weich werden. Die Kiefergelenke, die Lippen und die Augen sind weich. Dein ganzer Körper ist von oben bis unten komplett entspannt. Bleibe zehn Minuten in Stille liegen.

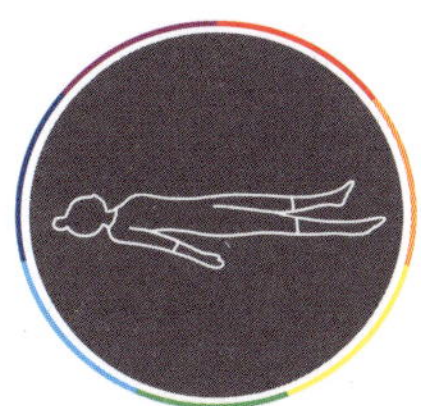

Abschlusskreis

Im Kreis stehend, fassen wir uns an den Händen und sprechen den Kraftsatz: „Ich liebe das Leben, das Leben liebt mich."
Wir teilen unsere Energie mit anderen:
„Mögen alle Menschen glücklich sein, mögen alle Tiere glücklich sein, mögen alle Wesen glücklich sein."
Mit *Namaste* verabschiede ich mich von dir.

PRAKTISCHES ARBEITEN MIT DEM WURZELCHAKRA

Vorbereitung
In der Raummitte liegen auf einem roten Tuch: rote Rosen, eine rote Chakrakerze, zwei verdeckte Kraftkärtchen und das Wurzelchakra als Zeichnung.

Eingangsritual
Vor dem Begrüßungsritual werden die Füße in warmem Wasser mit Orangenduft gewaschen.
Die Jugendlichen haben eine sehr klare Sichtweise voneinander. Schnell kristallisieren sich May Reed und Jessica heraus, die dem Wurzelchakra zugeordnet werden. May Reed begrüßt Jessica mit *Namaste*. Jessica betritt den Raum und setzt sich im Schneidersitz auf eine Yogamatte. Nacheinander begrüßen sich alle und suchen sich eine Matte im Raum. Die Kerze wird angezündet.
Wir machen uns das Sitzen bewusst, indem die Hände kurz unter die Sitzbeine geschoben werden. Das Becken wird sehr schwer gemacht. Die Wirbelsäule und der Brustkorb werden mit der Einatmung lang nach oben gedehnt.

Das Singen
Das Mantra für einen Neubeginn „Om Gam Ganapataje namah" (siehe S. 132) zuerst laut und kräftig, dann leise bis lautlos ausklingend singen.
Ganapati ist ein Name für Ganesha, den Elefantengott, der Glück, inneren Reichtum, Erfolg und Weisheit verkörpert.

Meditation
Fünf Minuten mit geschlossenen Augen in der Stille sitzen.

Sprechrunde im Kreis
Was hat mich heute gestärkt?
Eure Antworten: mein Frühstück, das gute Wetter, meine Freunde, eine gute Schulnote, meine Mutter, mein Yoga am Morgen.

Erklärungen zum Wurzelchakra
Gemeinsames Anschauen und Erklärung der Zeichnung sowie Zuordnungen und tiefere Bedeutung des Wurzelchakras.

AUFWÄRMEN

1.
Eine eigene Fußmassage

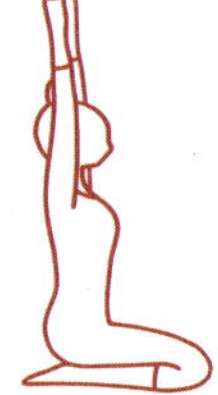

2.
Der Fersensitz mit nach oben gestreckten Armen und verschränkten Fingern *Vajrasana in Urdhva Hastasana*

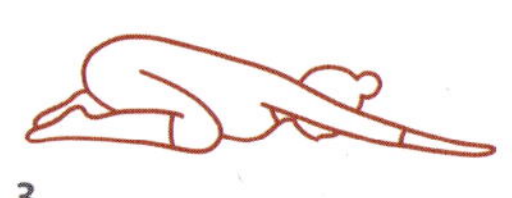

3.
Die Stellung des Kindes
Adho Mukha Virasana

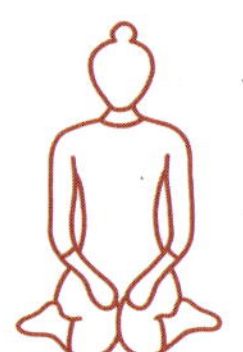

4.
Der Sitz zwischen den Fersen
Virasana

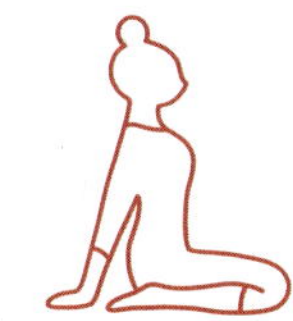

4a.
Variation des Sitzes zwischen den Fersen
Die Hände hinter dem Po aufstützen

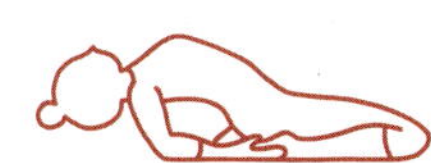

5.
Variation von Supta Virasana
Die Unterarme hinter dem Po aufstützen und den Brustkorb weit öffnen

PARTNERARBEIT

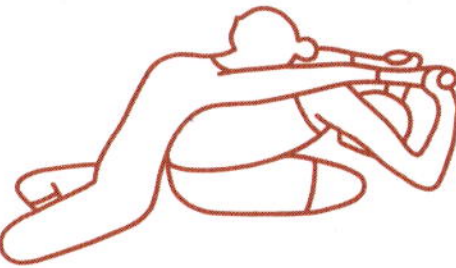

1.
Rücken an Rücken im Schneidersitz *Swastikasana* sitzen. Der eine beugt sich vor, der andere lehnt sich weit über den vorgebeugten Rücken mit gestreckten Armen

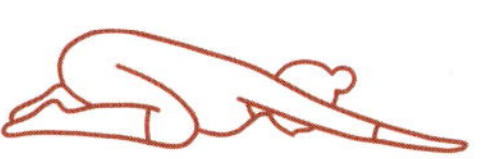

2.
In der Stellung des Kindes *Adho Mukha Virasana* wird der Partner massiert

DAS SPIEL FINDEN VON PAAREN

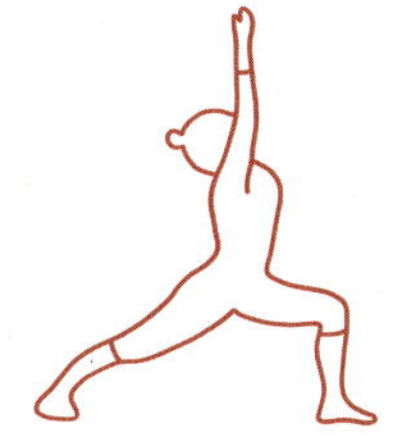

1.
Der Krieger I
Virabhadrasana I

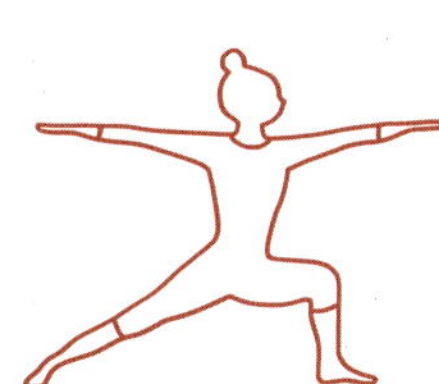

1a.
Der Krieger II
Virabhadrasana II

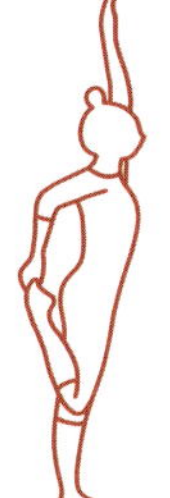

2.
Die Palme *Variation von Urdhva Hastana*

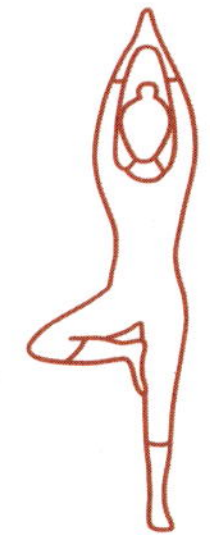

2a.
Der Baum *Vrksasana*

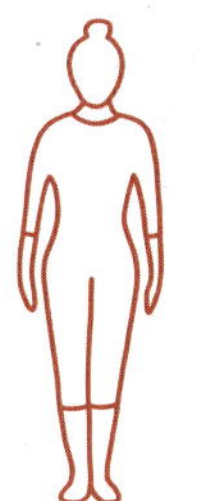

3.
Der Berg *Tadasana*

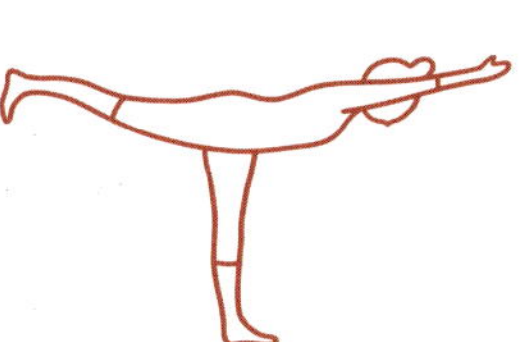

3a.
Der Krieger III
Virabhadrasana III

Aus den abgebildeten Stand- und Gleichgewichtshaltungen werden Paare gewählt. Alle laufen so lange im Kreis, bis der Ton der Klangschale zu hören ist. Es finden sich zwei Partner. Einer malt auf den Rücken des anderen eine Yogahaltung aus den obengenannten Übungen, der andere macht sie vor (zehn Sekunden halten). Immer wieder abwechseln, so dass einer die Yogahaltung vorgibt und der andere sie macht und korrigiert wird. Eine Korrektur ist erwünscht und erlaubt.

Mudra im Kreis im Lotossitz *Padmasana* oder Schneidersitz *Swastikasana*
Kraftsatz: „Groß und stark wie ein Held, gehe ich durch die Welt."
Die Handrücken liegen auf den Oberschenkeln. Der Daumen wird nacheinander von den Fingern berührt, beginnend mit dem Zeigefinger. Du arbeitest mit beiden Händen gleichzeitig. Dabei sprechen wir gemeinsam den Kraftsatz.

Wir sprechen laut, die Augen sind offen.
Wir werden leiser, die Augen sind offen.
Wir sprechen, die Augen sind offen.
Wir sprechen lautlos mit geschlossenen Augen.

Kurzes stilles Nachspüren mit offenen Augen, nachdem der Ton der Klangschale ertönt ist.

YOGASEQUENZ

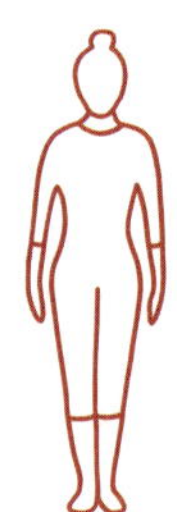
1.
Der Berg *Tadasana*

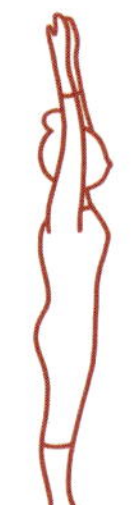
2.
Im Berg, die Arme nach oben strecken *Urdhva Hastana*

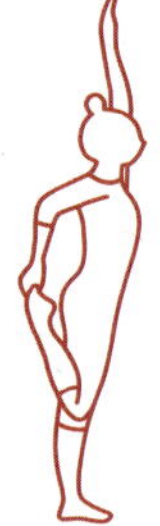
3.
Die Palme *Variation von Urdhva Hastana*

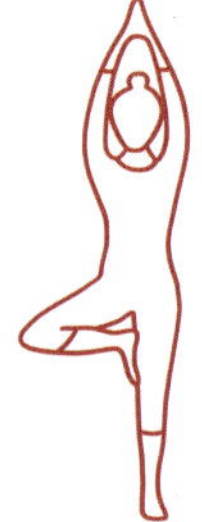
4.
Der Baum *Vrksasana*

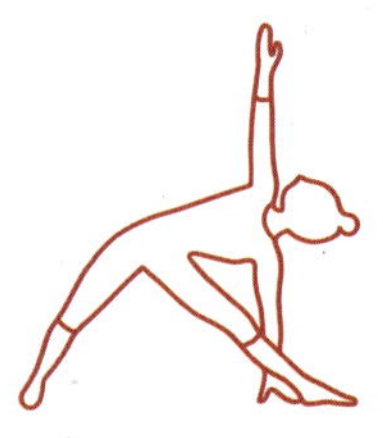
5.
Das Dreieck
Utthita Trikonasana

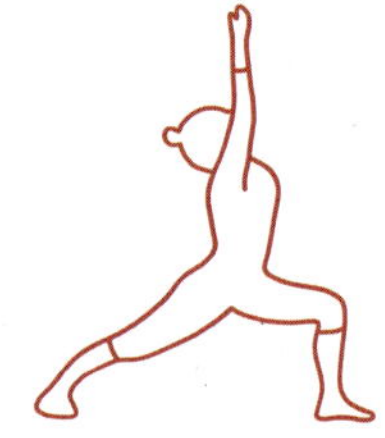
6.
Der Krieger I
Virabhadrasana I

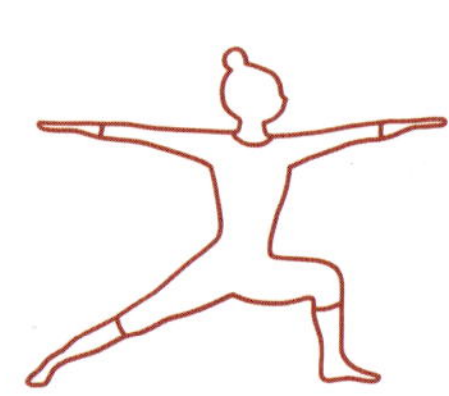
7.
Der Krieger II
Virabhadrasana II

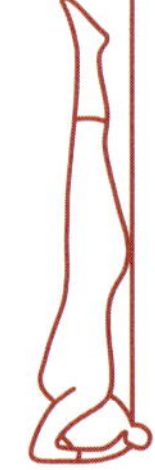
8.
Der Kopfstand *Sirsana*
An die Wand gestützt (nur, wenn du ihn beim Yoga gelernt hast)

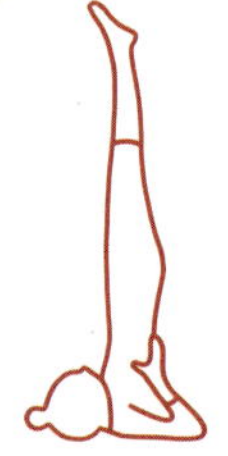
9.
Der Schulterstand
Salamba Sarvangasana

Die Yogamatten liegen im Kreis. Die Yogahaltungen werden von mir vorgemacht und angeleitet. Die Jugendlichen machen mit. Yogahaltungen nach zwei Seiten werden sofort wechselweise ausgeführt. Standhaltungen zur Erdung und Verwurzelung sowie zwei wichtige Umkehrhaltungen werden zum Ausgleich gemacht.

End-Entspannung *Savasana*

Jeder Yogi bekommt ein rotes Tuch auf sein Becken gelegt.

Du liegst auf dem Rücken. Der Körper liegt vollkommen ruhig da, die Beine sind hüftbreit geöffnet und die Arme etwas vom Körper entfernt. Die Handflächen weisen nach oben. Die Augen sind möglichst geschlossen. Lass deine Beine los und entspanne sie vollkommen. Lass sie weich auseinander und zur Seite fallen. Lass deine Arme los und entspanne sie vollkommen. Entspanne deine Handteller und jeden einzelnen Finger. Spüre, wie dein Po weich wird und zum Boden sinkt. Entspanne Wirbel für Wirbel die Wirbelsäule, mit jedem Ausatmen, zum Boden. Die Schultern ziehen weg von den Ohren und sinken zum Boden. Entspanne deinen Kopf. Spüre, wie der Hinterkopf immer tiefer in den Boden sinkt. Lass das Gesicht weich werden. Die Kiefergelenke, die Lippen und die Augen sind weich. Dein ganzer Körper ist von oben bis unten komplett entspannt. Bleibe zehn Minuten in Stille liegen.

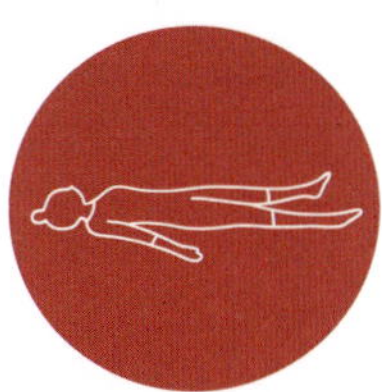

Fantasiereise

Stell dir vor, du bekommst einen bodenlangen roten Umhang geschenkt. Oben am Hals kannst du ihn festmachen und dich gut in ihn einhüllen. Der Stoff ist weich und angenehm. Geh ein wenig mit dem Mantel herum. Geh auf die Straße, geh zu deiner Familie, besuche Freunde. Wie fühlst du dich?

Du hast jetzt fünf Minuten Zeit, in Stille zu spüren, wie es dir damit geht. Eure Gefühle sind: mächtig, königlich, geborgen, stark, gewärmt, auffällig, selbstbewusst, verbunden.

Abschlusskreis

Im Kreis stehend, fassen wir uns an den Händen und sprechen den Kraftsatz: „Ich liebe das Leben, das Leben liebt mich."

Wir teilen unsere Energie mit anderen: *„Mögen alle Menschen glücklich sein, mögen alle Tiere glücklich sein, mögen alle Wesen glücklich sein."*

Mit *Namaste* verabschiede ich mich von dir.

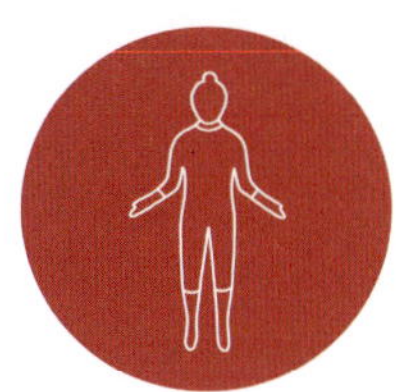

PRAKTISCHES ARBEITEN MIT DEM SAKRALCHAKRA

Vorbereitung
In der Raummitte stehen auf einem orangefarbenen Tuch: orangefarbene Tulpen, eine orange Chakrakerze, eine Zeichnung des Sakralchakras, ein verdecktes Kraftkärtchen, eine Orange und ein Apfel.

Eingangsritual
Eleonore wird für das Eingangsritual gewählt. Sie wird als offenes und sehr emotionales Mädchen von den anderen Yogis wahrgenommen.
Eleonore setzt sich auf eine Matte in den vorbereiteten Kreis und ruft mit dem Ton einer Zimbel die Yogis nacheinander herein.

Das Singen
Das Lied: „Immer rund herum, wir reichen uns die Hände" (siehe S.133) zuerst laut und kräftig, dann leise bis lautlos ausklingend singen.

Meditation
Fünf Minuten mit geschlossenen Augen in der Stille sitzen.

Sprechrunde im Kreis
Was hat mich heute geärgert?
Eure Antworten: das frühe Aufstehen, meine schlechte Laune, ein überraschender Schultest.
Was hat mich heute gefreut ?
Eure Antworten: mit meiner Freundin zu lachen, den Bus zu verpassen, aber gerade noch rechtzeitig in der Schule anzukommen, dass ich jetzt beim Yoga bin.

Erklärungen zum Sakralchakra
Gemeinsames Anschauen und Erklärung der Zeichnung sowie Zuordnungen und tiefere Bedeutung des Sakralchakras.

AUFWÄRMEN

1.
Auf dem Rücken liegend dynamisch das rechte und das linke Knie zur Brust ziehen (zehnmal pro Seite). Ein Bein ist immer gestreckt, das andere Bein gleichzeitig gebeugt.

2.
Auf dem Rücken liegend die gestreckten Beine senkrecht hoch dehnen und wieder die Knie zur Brust ziehen (zehnmal pro Seite).

PARTNER ARBEIT

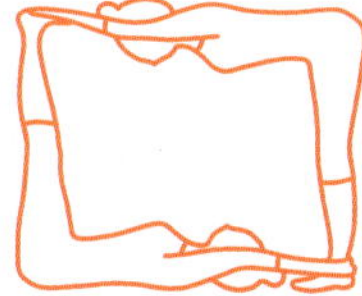

1.
Auf dem Rücken liegend mit gestreckten Armen die Fußgelenke des Partners (oder die Stuhlbeine, wenn du keinen Partner hast) greifen. Dehne die gestreckten Beine senkrecht zur Decke. Der Partner geht so weit wie möglich mit den Füßen zurück und beugt sich gerade vor (der Rumpf ist parallel zum Körper des Yogis auf dem Rücken). Er greift die Fußsohlen und drückt sie sanft nach unten.

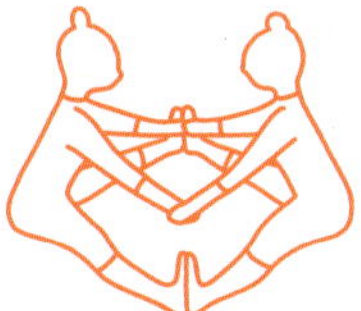

2.
Zwei Yogis sitzen sich mit gegrätschten Beinen gegenüber. Die Fußsohlen berühren sich. Vorsichtig ziehen sie sich abwechselnd vor und zurück. Die Vorderseite soll lang bleiben. Der Brustkorb ist angehoben. Der Rücken ist gerade und dehnt sich nach vorne.

DAS SPIEL SONNENSTRAHLEN

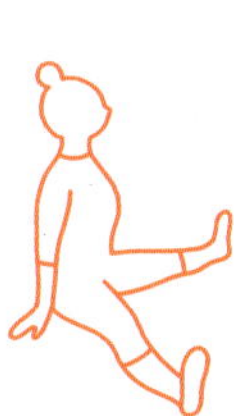

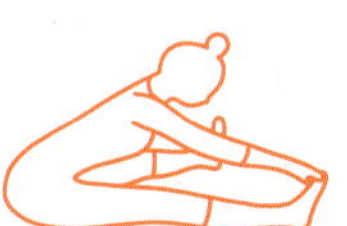

Alle sitzen im Kreis mit gegrätschten Beinen. Die Fußsohlen der Teilnehmer berühren sich. Einatmend werden die Arme und der Rumpf nach oben gestreckt. Mit der Ausatmung streckst du dich entweder über das linke Bein, das rechte Bein oder zur Mitte. Nacheinander wird angesagt, welche Richtung eingenommen wird. Das Spiel geht schnell und dynamisch. Das kannst du auch alleine machen. Mache drei bis vier Durchgänge.

Mudra im Kreis im Lotossitz *Padmasana* oder Schneidersitz *Swastikasana*

Kraftsatz: „Ich vertraue mir selbst und mache, was meinem Bauch gefällt“, oder: „Ich bin dankbar jeden Tag, weil ich das Leben so sehr mag.“

Die Handrücken liegen auf den Oberschenkeln. Der Daumen wird nacheinander von den Fingern berührt, beginnend mit dem Zeigefinger. Du arbeitest mit beiden Händen gleichzeitig. Dabei sprechen wir gemeinsam den Kraftsatz.

Wir sprechen laut, die Augen sind offen.
Wir werden leiser, die Augen sind offen.
Wir sprechen lautlos, die Augen sind offen.
Wir sprechen lautlos mit geschlossenen Augen.

Kurzes stilles Nachspüren mit offenen Augen, nachdem der Ton der Klangschale ertönt ist.

YOGASEQUENZ

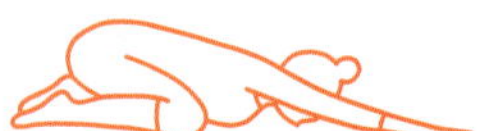

1.
Die Stellung des Kindes *Adho Mukha Virasana*

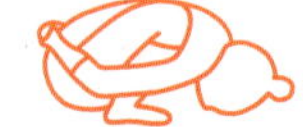

2.
Die Girlande *Malasana*

3.
Die nächsten drei Yogahaltungen *Asanas* dynamisch viermal üben

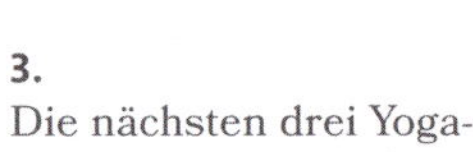

3a.
Der Schustersitz *Baddha Konasana*

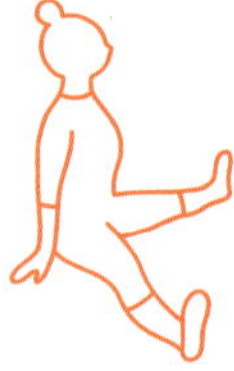

3b.
Der Sitz in der weiten Grätsche *Upavista Konasana*

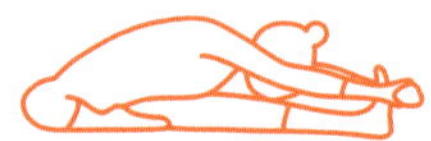

3c.
Die Kopf-zu-Knie-Haltung *Janu Shirsana*

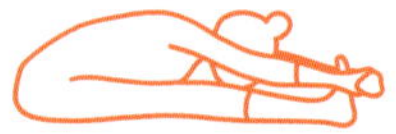

4.
Die Streckung der Rückseite des Rumpfes *Paschimottanasana*

5.
Die nächsten zwei Yogahaltungen *Asanas* dynamisch viermal üben

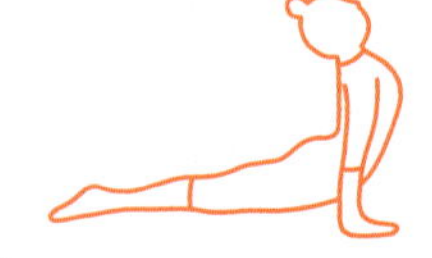

5a.
Der aufwärtsgerichtete Hund *Uhrdva Mukha Svanasana*

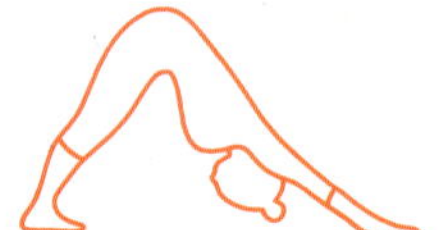

5b.
Der abwärtsgerichtete Hund *Adho Mukha Svanasana*

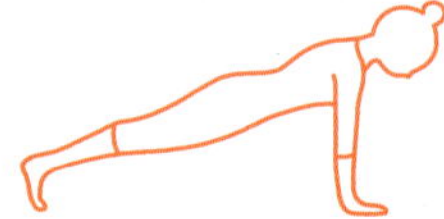

6.
Die schiefe Ebene *Variation von Chaturanga dandasana*

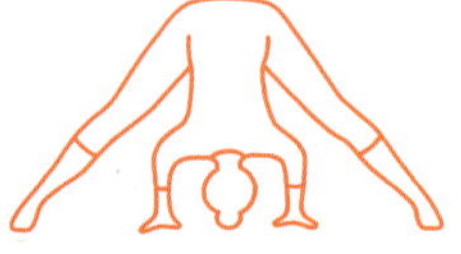

7.
Die Vorwärtsbeuge in der weiten Grätsche *Prasarita Padattonasana*

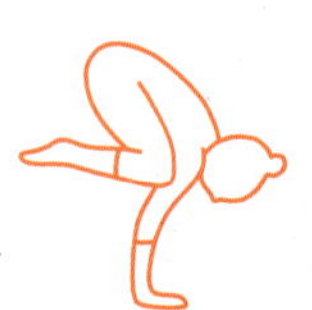

8.
Die Krähe *Bakasana*

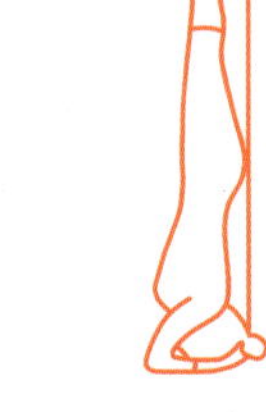

9.
Der Kopfstand *Sirsana*
An die Wand gestützt (nur, wenn du ihn beim Yoga gelernt hast)

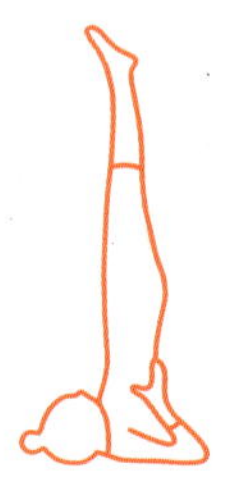

10.
Der Schulterstand *Salamba Sarvangasana*

End-Entspannung *Savasana*
Du liegst auf dem Rücken. Der Körper liegt vollkommen ruhig da, die Beine sind hüftbreit geöffnet und die Arme etwas vom Körper entfernt. Die Handflächen weisen nach oben. Die Augen sind möglichst geschlossen. Lass deine Beine los und entspanne sie vollkommen. Lass sie weich auseinander und zur Seite fallen. Lass deine Arme los und entspanne sie vollkommen. Entspanne deine Handteller und jeden einzelnen Finger. Spüre, wie dein Po weich wird und zum Boden sinkt. Entspanne Wirbel für Wirbel die Wirbelsäule, mit jedem Ausatmen, zum Boden. Die Schultern ziehen weg von den Ohren und sinken zum Boden. Entspanne deinen Kopf. Spüre, wie der Hinterkopf immer tiefer in den Boden sinkt. Lass das Gesicht weich werden. Die Kiefergelenke, die Lippen und die Augen sind weich. Dein ganzer Körper ist von oben bis unten komplett entspannt. Bleibe zehn Minuten in Stille liegen.

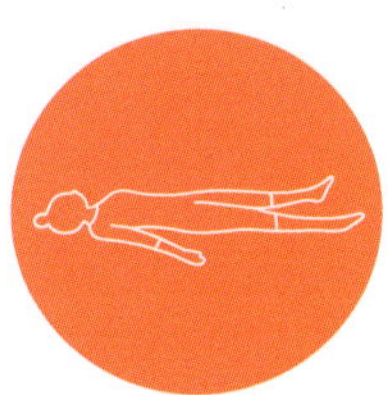

Fantasiereise
Du badest in klarem Seewasser in einer hellen Sommernacht. Sterne glitzern am nachtblauen Himmel, der Vollmond scheint. Es ist angenehm ruhig und still. Das Wasser ist von der Hitze des Tages aufgewärmt. Kleine Seerosen schweben auf der Wasseroberfläche. Das Wasser ist weich und klar. Mit jedem Schwimmzug hast du das Gefühl, als würden deine Sorgen wie Wassertropfen von deiner Haut abperlen. Du fühlst dich leicht und getragen. Mache in deiner Fantasie noch ein paar Schwimmzüge und beende nach zehn Minuten ruhig die Fantasiereise.
Gemeinsam essen wir das aufgeschnittene Obst.

Abschlusskreis
Im Kreis stehend, fassen wir uns an den Händen und sprechen den Kraftsatz: „Ich liebe das Leben, das Leben liebt mich.“
Wir teilen unsere Energie mit anderen: *„Mögen alle Menschen glücklich sein, mögen alle Tiere glücklich sein, mögen alle Wesen glücklich sein.“*
Abwechselnd heben wir gleichzeitig dabei die Arme nach oben und nach unten. Mit *Namaste* verabschiede ich mich von dir.

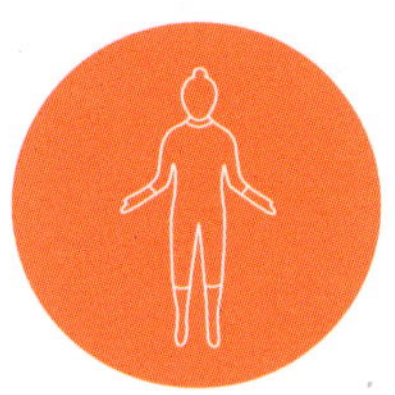

PRAKTISCHES ARBEITEN MIT DEM SOLARPLEXUSCHAKRA

Vorbereitung
In der Raummitte stehen auf einem gelben Tuch: ein Strauß gelber Blumen, eine gelbe Chakrakerze, eine Zeichnung des Sakralchakras, zwei verdeckte Kraftkärtchen und kleine ausgeschnittene Bilder von Sonnen umrahmen die Mitte.

Eingangsritual
Lotte wird für das Eingangsritual gewählt. Sie wird als witziges und willensstarkes Mädchen von den anderen Yogis wahrgenommen. Lotte setzt sich auf eine Matte in dem vorbereiteten Kreis und ruft die Yogis namentlich nacheinander herein.

Das Singen
Das Lied „Ich atme ein, ich atme aus“ (siehe S.134) zuerst laut und kräftig, dann leise bis lautlos ausklingend singen.

Meditation
Fünf Minuten mit geschlossenen Augen in der Stille sitzen.

Sprechrunde im Kreis
Wann und womit hast du dich in der letzten Zeit angestrengt?
Eure Antworten: Lange für eine Arbeit in der Schule zu lernen, immer wieder meine Musikstücke zu üben, beim Ausdauertraining im Laufen in der Schule, immer wieder den Kopfstand beim Yoga zu üben.

Erklärungen zum Solarplexuschakra
Gemeinsames Anschauen und Erklärung der Zeichnung sowie Zuordnungen und tiefere Bedeutung des Solarplexus- oder Nabelchakras.

AUFWÄRMEN

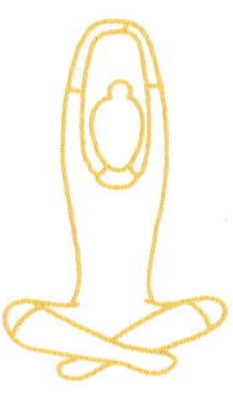

1.
Der Kreuzsitz *Swastikasana* mit nach oben gestreckten Armen, die Hände verschränken und die Handflächen nach oben dehnen

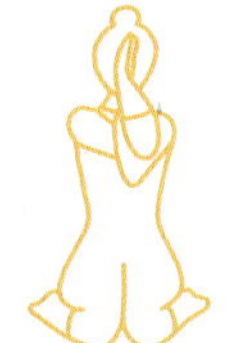

2.
Der Fersensitz *Vrajasana*
Arme im Adler *Garudasana* (vier- bis fünfmal dynamisch üben)

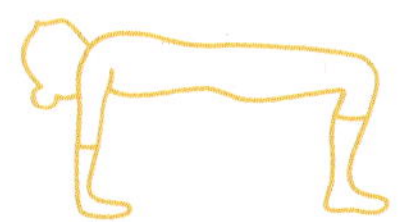

3.
Der Tisch *Variation von Purvottanasana* (drei- bis viermal dynamisch üben)

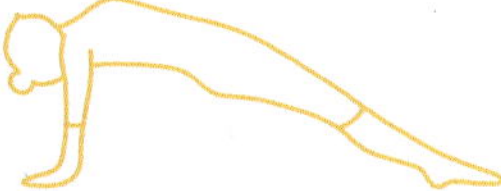

4.
Die Streckung der Vorderseite *Purvottanasana*

5.
Die Stellung des Kindes *Adho Mukha Virasana*

PARTNERARBEIT

Ein Yogi oder eine Yogini steht mit geschlossenen Augen in der Vorwärtsstreckung im Stehen *Uttanasana* oder im Berg *Tadasana* mit hüftbreit geöffneten Beinen. Der Partner klopft mit kurzen kräftigen Schlägen den Körper aus. Beide Hände werden gleichzeitig eingesetzt.
Es fängt bei den Schultern und dem Rücken an, geht zu den Armen, wieder über den Rücken, zum Becken, zu jedem Bein bis zu den Füßen. Von dort die Beine einzeln hoch, zum Becken, zur Hüfte. Den Bauch nur im Uhrzeigersinn ausstreichen, um die Brust herum zu den Schulterkuppen. Der Kopf und das Gesicht werden achtsam ausgestrichen.
Du kannst dich natürlich auch alleine ausklopfen. Stell dir dabei vor, du klopfst deine ganzen negativen Gefühle aus.

DAS SPIEL FROSCH UND STORCH

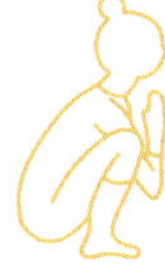

Der Frosch
Du hockst auf deinen Füßen zwischen deinen Beinen.

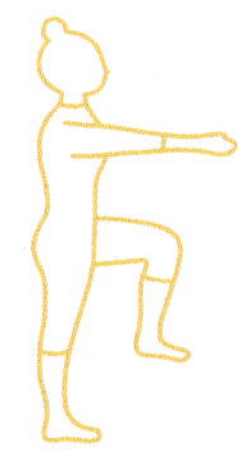

Der Storch
Die Arme sind in Schulterhöhe mit geschlossenen Händen ausgestreckt. Du stehst auf einem Bein, das andere beugst du an. Beim Laufen streckst du das angebeugte Bein nach vorne und öffnest die Arme in Schulterhöhe zur Seite.

Die Frösche hocken auf den klein zusammengefalteten Yogamatten, die wie Inseln an einer Wandseite liegen. Der Storch steht auf der gegenüberliegenden Seite. Auf ein vereinbartes Zeichen hin versucht der Storch, einen Frosch zu fangen. Die Frösche können sich hüpfend auf die Inseln retten. Gefangene Frösche werden zu Störchen und helfen den anderen Störchen mit. Für jeden gefangenen Frosch wird eine Insel weggeräumt.
Wichtig: Der Storch darf nicht hinter dem Frosch herlaufen. Ist der Frosch an ihm vorbei, kann er nicht mehr gefangen werden. Frösche müssen richtig hüpfen, das heißt, der Po sinkt weit nach unten. Der Storch soll richtig lang gestreckte Beine und Arme haben.

Atemübung

Du liegst auf dem Rücken und legst eine Hand über die andere Hand und diese unter den Bauchnabel.
Du zählst beim Einatmen *eins* und beim Ausatmen *zwei*, dann *drei* beim Einatmen und *vier* beim Ausatmen. Genauso zählst du ein- und ausatmend weiter mit *fünf* und *sechs*, *sieben*, *acht*, *neun* und *zehn*. Atme normal weiter, ohne zu zählen. *Wie fühlst du dich?*

Mudra im Kreis im Lotossitz *Padmasana* oder Schneidersitz *Swastikasana*
Kraftsatz: „Herausforderungen nehme ich gerne an, weil ich daran wachsen kann." Die Handrücken liegen auf den Oberschenkeln. Der Daumen wird nacheinander von den Fingern berührt, beginnend mit dem Zeigefinger. Du arbeitest mit beiden Händen gleichzeitig. Dabei sprechen wir gemeinsam den Kraftsatz.

Wir sprechen laut, die Augen sind offen.
Wir werden leiser, die Augen sind offen.
Wir sprechen lautlos, die Augen sind offen.
Wir sprechen lautlos mit geschlossenen Augen.

Kurzes stilles Nachspüren mit offenen Augen, nachdem der Ton der Klangschale ertönt ist.

YOGASEQUENZ

1.
Du liegst auf dem Rücken und ziehst die Knie zum Bauch

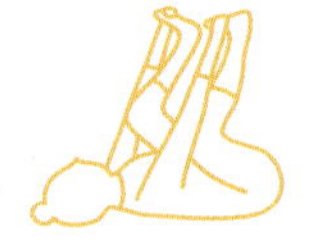

1a.
Versuche, die Außenfußkanten zu greifen

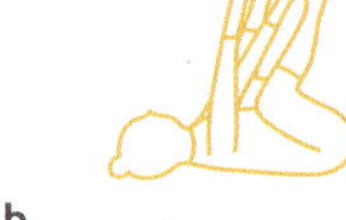

1b.
Versuche, die Außenfußkanten mit überkreuzten Armen zu greifen

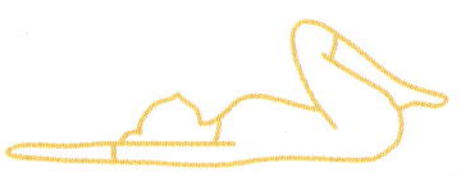

2.
Greife mit gestreckten Armen die Mattenränder hinter deinem Kopf, strecke und beuge beide Beine fünfmal senkrecht (letzte Streckung 15 Sekunden halten) *Prasarita Dandasana*

3.
Die Stellung des Kindes *Adho Mukha Virasana*

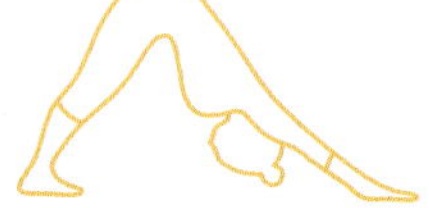

4.
Der abwärtsgerichtete Hund *Adho Mukha Svanasana*

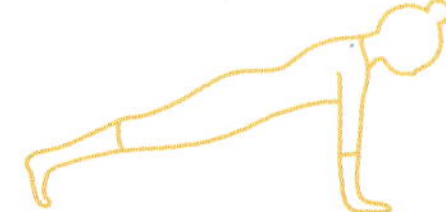

5.
Die schiefe Ebene *Chaturanga Dandasana*, aus dem Vierfüßer-Stand ein Bein nach dem anderen nach hinten ausstrecken, die Arme sind senkrecht, nicht durchhängen!

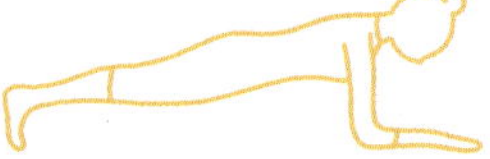

6.
Das Brett *Chaturanga Dandasana II*
Die Hände verschränken, Ellbogenspitzen unter die Schultern bringen

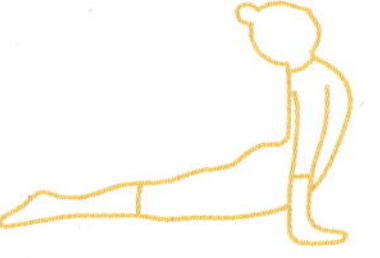

7.
Der aufwärtsgerichtete Hund *Urdhva Mukha Svanasana*
Ausatmend das Becken nach oben heben und mit den Füßen leicht einlaufen

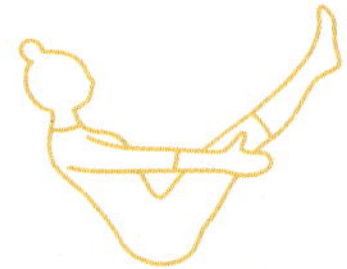

8.
Das Boot *Parnipurna Navasana*

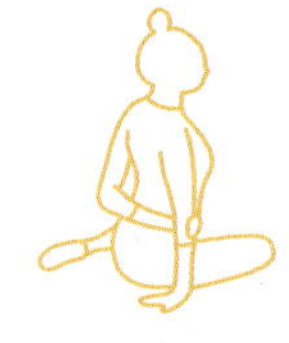

9.
Der Drehsitz *Bharadvajasana*

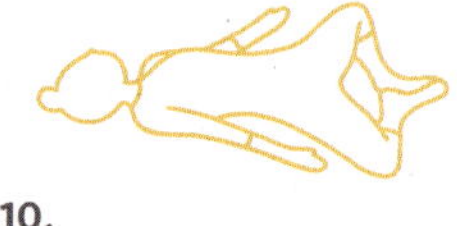

10.
Der liegende Schustersitz *Supta Baddha Konasana*

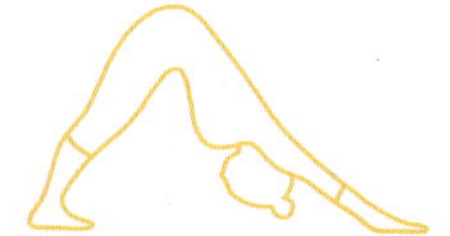

11.
Der abwärtsgerichtete Hund *Adho Mukha Svanasana*

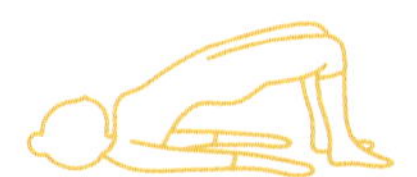

12.
Die Schulterbrücke *Setubandha Sarvangasana*

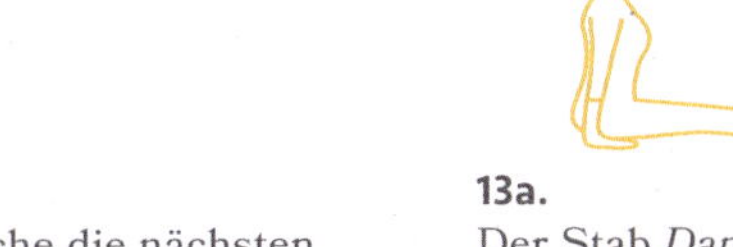

13.
Mache die nächsten fünf Yogahaltungen *Die Schulterstand-Reihe* fünfmal dynamisch

13a.
Der Stab *Dandasana*

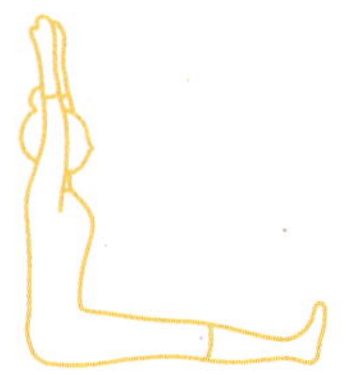

13b.
Im Stab die Arme nach oben strecken *Hastasana in Dandasana*

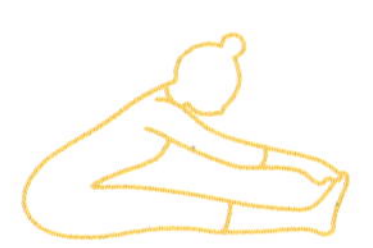

13c.
Im Sitzen den Rumpf und die Arme zu den Füßen strecken *Paschimottanasana*

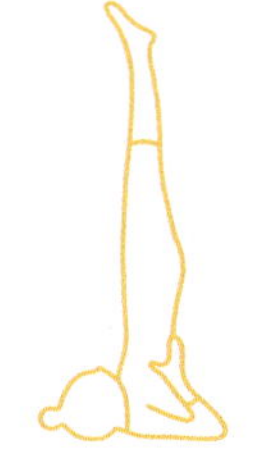

13d.
Der Schulterstand *Salamba Sarvangasana*

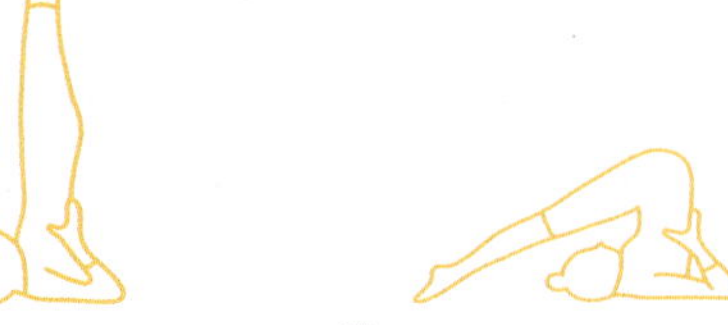

13e.
Der Pflug *Halasana*

End-Entspannung *Savasana*
Du liegst auf dem Rücken. Der Körper liegt vollkommen ruhig da, die Beine sind hüftbreit geöffnet und die Arme etwas vom Körper entfernt. Die Handflächen weisen nach oben. Die Augen sind möglichst geschlossen. Lass deine Beine los und entspanne sie vollkommen. Lass sie weich auseinander und zur Seite fallen. Lass deine Arme los und entspanne sie vollkommen. Entspanne deine Handteller und jeden einzelnen Finger. Spüre, wie dein Po weich wird und zum Boden sinkt. Entspanne Wirbel für Wirbel die Wirbelsäule, mit jedem Ausatmen, zum Boden. Die Schultern ziehen weg von den Ohren und sinken zum Boden. Entspanne deinen Kopf. Spüre, wie der Hinterkopf immer tiefer in den Boden sinkt. Lass das Gesicht weich werden. Die Kiefergelenke, die Lippen und die Augen sind weich. Dein ganzer Körper ist von oben bis unten komplett entspannt. Bleibe zehn Minuten in Stille liegen.

Fantasiereise
Stell dir vor, aus deinem Bauchnabel wächst eine Sonne. Zuerst ist sie noch ganz klein. Mit der Zeit wird sie immer größer und streckt ihre Strahlen aus. Sie wärmt deinen Bauch, deinen Rücken, deine Hüften, deinen Po, deine Beine mit den Füßen, deine Arme mit den Händen, deine Schultern, deine Brust, dein Herz, deinen Kopf und dein Gesicht.
Wie fühlt es sich an, von innen und außen gewärmt zu werden?

Abschlusskreis
Im Kreis stehend, fassen wir uns an den Händen und sprechen den Kraftsatz: „Ich liebe das Leben, das Leben liebt mich.“
Wir teilen unsere Energie mit anderen: *„Mögen alle Menschen glücklich sein, mögen alle Tiere glücklich sein, mögen alle Wesen glücklich sein.“*
Mit *Namaste* verabschiede ich mich von dir.

PRAKTISCHES ARBEITEN MIT DEM HERZCHAKRA

Vorbereitung
In der Raummitte stehen auf einem grünen Tuch:
grüne Zweige in einer Vase, eine grüne Chakrakerze, eine Zeichnung des Herzchakras und ein verdecktes Kraftkärtchen.

Eingangsritual
David wird für das Eingangsritual gewählt. Er ist der einzige Junge in der Gruppe und ausgesprochen freundlich. Er nimmt mit allen Mädchen Kontakt auf. Er kennt keine Vorurteile und akzeptiert jedes Mädchen, so wie es ist. Ihm ist es wichtig, dass in der Eingangsrunde jeder kurz von sich erzählt. David ruft die Mädchen, mit dem Ton der Klangschale, nacheinander in den Yogaraum herein.

Das Singen
Das Lied: „Ich lieb die kleine grüne Insel" (siehe S.135) zuerst laut und kräftig, dann leise bis lautlos ausklingend singen.

Meditation
Fünf Minuten mit geschlossenen Augen in der Stille sitzen.

Sprechrunde im Kreis
Was liebe ich?
Eure Antworten: meine Familie, meine Freunde, am Computer spielen, lesen, Akrobatik, den Sommer, Ferien.

Erklärungen zum Herzchakra
Gemeinsames Anschauen und Erklärung der Zeichnung sowie Zuordnungen und tiefere Bedeutung des Herzchakras.

AUFWÄRMEN

1.
Die Stellung des Kindes
Adho Mukha Virasana

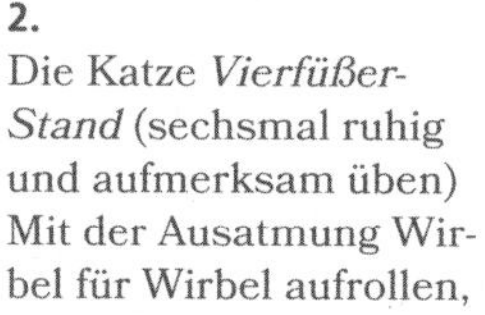

2.
Die Katze *Vierfüßer-Stand* (sechsmal ruhig und aufmerksam üben)
Mit der Ausatmung Wirbel für Wirbel aufrollen, einen Buckel machen

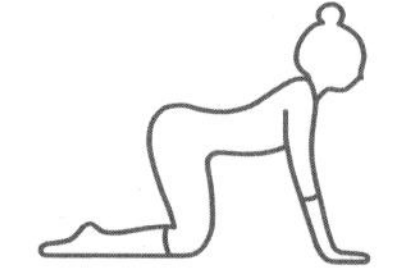

2a.
Mit der Einatmung das Brustbein nach vorne schieben, den Rücken zu einer Schale machen, die Schultern zurückziehen

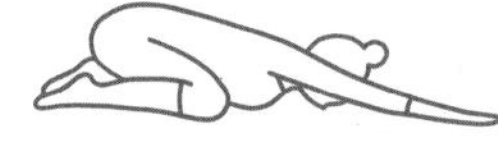

3.
Die Stellung des Kindes
Adho Mukha Virasana

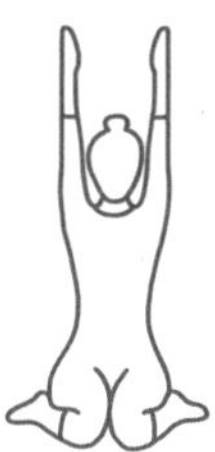

4.
Der Heldensitz *Virasana* (vier- bis fünfmal dynamisch üben)
Mit der Einatmung die Arme nach oben dehnen, ausatmend gestreckt wieder herunternehmen

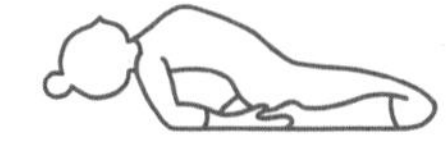

5.
Der liegende Heldensitz *Variation von Supta Virasana*
Hinter dem Po mit den Unterarmen auf dem Boden aufkommen

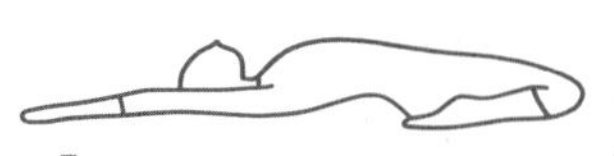

5a.
Wenn möglich, flach auf den Rücken legen und die Arme nach hinten ausstrecken

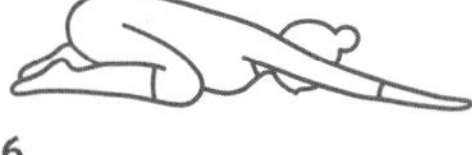

6.
Die Stellung des Kindes *Adho Mukha Virasana*

PARTNER ARBEIT

Du liegst auf dem Bauch. Dein Partner klopft dich von den Schultern bis zu den Füßen komplett mit beiden Händen aus. Stell dir vor, er klopft alles heraus, was dich stört. Danach streicht er den ganzen Körper aus. Dein Partner stellt sich vor, was er dir dabei wünscht, zum Beispiel „Mögest du genug Freude haben“, oder „Mögest du entspannt sein“. Das Ausklopfen und Einstreichen kannst du auch bei dir selbst machen.

DAS SPIEL AUF - UND ABWÄRTSGERICHTETER HUND

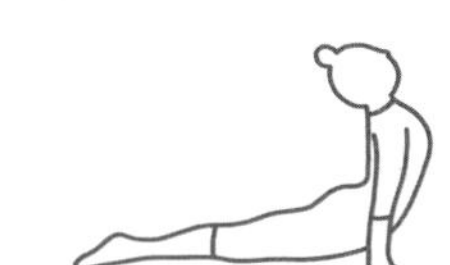

1.
Der aufwärtsgerichtete Hund *Urdhva Mukha Svanasana*

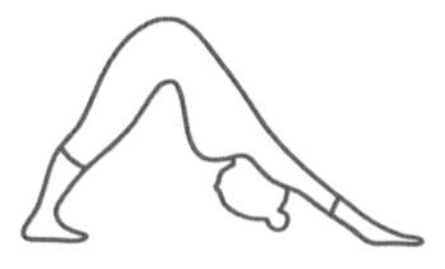

2.
Der abwärtsgerichtete Hund *Adho Mukha Svanasana*

Ein Spieler ist der Fänger. Gefangene Spieler gehen in den „aufwärtsgerichteten Hund“. Sie können durch andere, noch nicht gefangene Spieler befreit werden.
Befreiung: Man geht als „abwärtsgerichteter Hund“ unter den „aufwärtsgerichteten Hund“. Dabei lautlos mindestens bis fünf zählen.
Achtung: Der Fänger darf bei der „Befreiung “ nicht direkt daneben warten, um die Spieler sofort wieder abzuschlagen.

Atemübung

Du legst eine Hand aufs Herz. Ohne den Atem zu beeinflussen, beobachtest du den Atem. Frage dich: Wo spürst du deinen Atem? Kannst du besser einatmen oder besser ausatmen? Ist dein Atem ruhig? Beende nach fünf bis acht Minuten die Übung.

YOGASEQUENZ

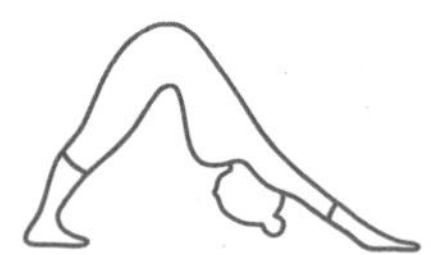

1.
Der abwärtsgerichtete Hund *Adho Mukha Svanasana*

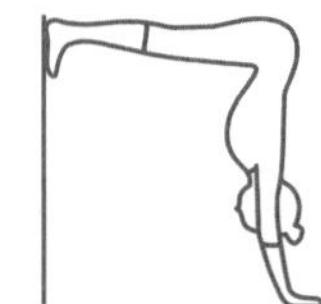

2.
Der halbe Handstand an einer Wand *Ardha Adho Mukha Vrksasana*

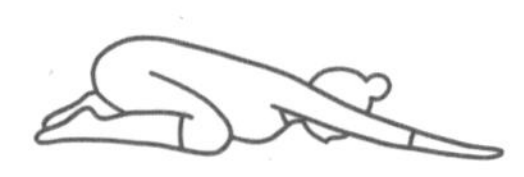

3.
Die Stellung des Kindes *Adho Mukha Virasana*

4.
Variationen der Heuschrecke *Salambasana* (dreimal üben)

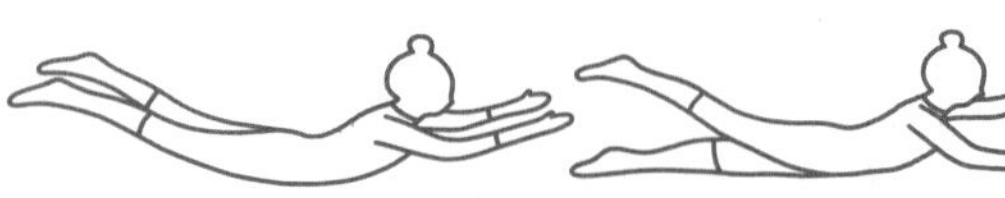

4a.
Nimm beide Arme vor und beide Beine zurück

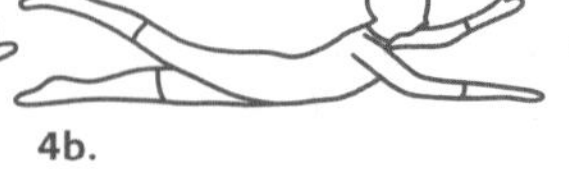

4b.
Nimm den linken Arm vor und das rechte Bein zurück, danach wechselst du die Seiten

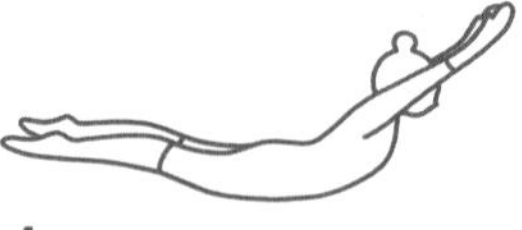

4c.
Die Heuschrecke *Salambasana*

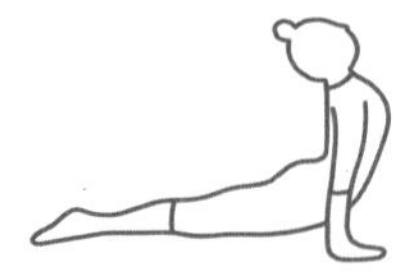

5.
Der aufwärtsgerichtete Hund *Urdhva Mukha Svanasana*

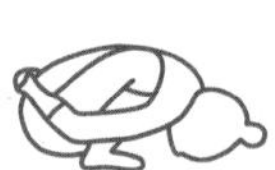

6.
Die Girlande *Malasana*
Die Knie festhalten

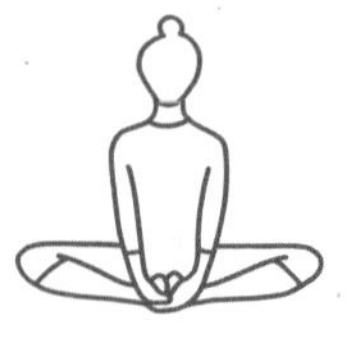

7.
Der Schustersitz *Baddha Konasana*

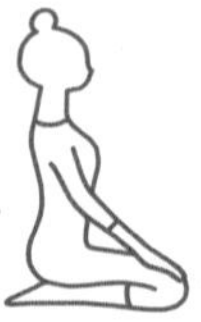

8.
Der Fersensitz *Vrajasana*

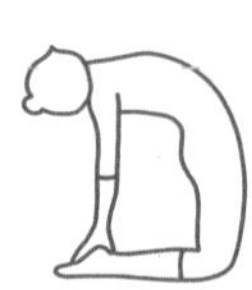

9.
Das Kamel *Ustrasana*

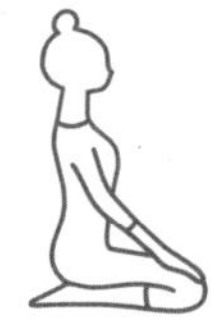

10.
Der Fersensitz *Vrajasana*

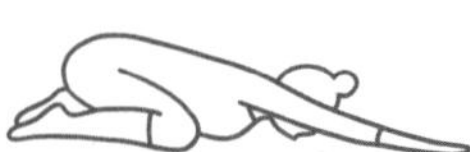

11.
Die Stellung des Kindes *Adho Mukha Virasana*

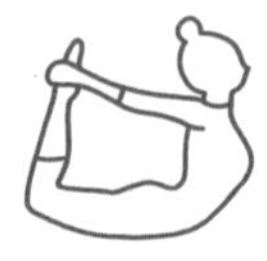

12.
Der Bogen *Dhanurasana*
Rolle jeweils zweimal nach links und rechts

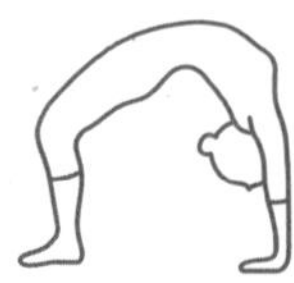

13.
Die Brücke *Uhrdva Dhanurasana*

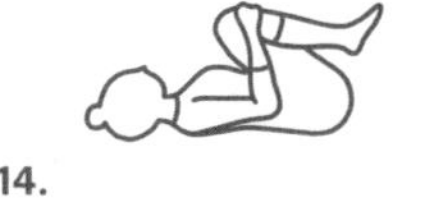

14.
Auf dem Rücken liegend die Knie zur Brust ziehen *Apanasana*

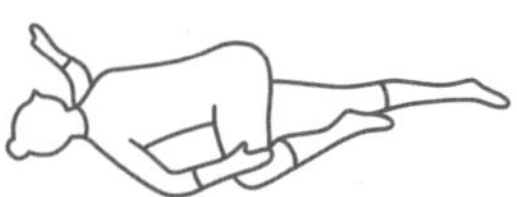

15.
Das Krokodil *Jathara Parivartanasana*

End-Entspannung *Savasana*

Du liegst auf dem Rücken. Der Körper liegt vollkommen ruhig da, die Beine sind hüftbreit geöffnet und die Arme etwas vom Körper entfernt. Die Handflächen weisen nach oben. Die Augen sind möglichst geschlossen. Lass deine Beine los und entspanne sie vollkommen. Lass sie weich auseinander und zur Seite fallen. Lass deine Arme los und entspanne sie vollkommen. Entspanne deine Handteller und jeden einzelnen Finger. Spüre, wie dein Po weich wird und zum Boden sinkt. Entspanne Wirbel für Wirbel die Wirbelsäule, mit jedem Ausatmen, zum Boden. Die Schultern ziehen weg von den Ohren und sinken zum Boden. Entspanne deinen Kopf. Spüre, wie der Hinterkopf immer tiefer in den Boden sinkt. Lass das Gesicht weich werden. Die Kiefergelenke, die Lippen und die Augen sind weich. Dein ganzer Körper ist von oben bis unten komplett entspannt. Bleibe zehn Minuten in Stille liegen.

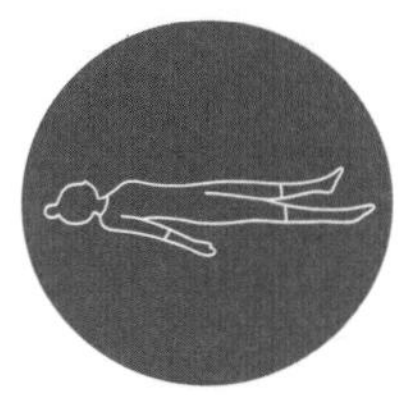

Herzmeditation

Sitze im Lotossitz *Padmasana* oder Schneidersitz *Swastikasana*. Deine Hände sind vor deinem Herzen geschlossen.

„Ich öffne mein Herz für mich." Die Handflächen einatmend öffnen und ausatmend wieder schließen. Die Handaußenkanten bleiben dabei zusammen.

„Ich öffne mein Herz für die Menschen, die ich liebe."

Deine Hände sind vor dem Herzen geschlossen. Einatmend öffnest du sie in Schulterhöhe zur Seite. Die Arme sind in einem rechten Winkel. Ausatmend werden sie geschlossen.

„Ich öffne mein Herz für die Menschen der Welt." Deine Hände sind vor dem Herzen geschlossen. Einatmend streckst du die Arme in Schulterhöhe nach vorne und öffnest sie zur Seite. Ausatmend schließt du sie.

Abschlusskreis

Im Kreis stehend, fassen wir uns an den Händen und sprechen den Kraftsatz: „Ich liebe das Leben, das Leben liebt mich."

Wir teilen unsere Energie mit anderen:
„Mögen alle Menschen glücklich sein, mögen alle Tiere glücklich sein, mögen alle Wesen glücklich sein."

Mit *Namaste* verabschiede ich mich von dir.

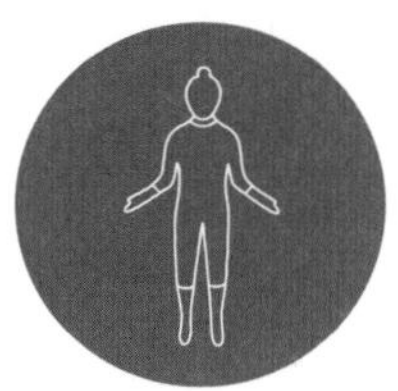

PRAKTISCHES ARBEITEN MIT DEM HALSCHAKRA

Vorbereitung
In der Raummitte stehen auf einem hellblauen Tuch:
eine blaue Chakrakerze, Vergissmeinnicht-Blumen, eine Zeichnung des Hals- oder Kehlkopfchakras und zwei verdeckte Kraftkärtchen.

Eingangsritual
Aurelia wird für das Eingangsritual gewählt. Sie ist ein ruhiges und zurückhaltendes Mädchen, das sich gerne anstrengt. Sie möchte alles gut und richtig machen. Aurelia verneigt sich vor den Yogis mit *Namaste* und bittet sie in den Raum.

Das Singen
Wir entscheiden uns dafür, verschiedene Mantren, wie „Gopala“ (S. 138), „Om gam ganapataje namah“ (S.132), „Om shanti“ (S.137), „Om kali“ (S.136) und ein Lied „Immer rundherum wir reichen uns die Hände” (S.133) zu singen, zuerst laut und kräftig, dann leise bis lautlos ausklingend.

Meditation
Fünf Minuten mit geschlossenen Augen in der Stille sitzen.

Sprechrunde im Kreis
Wem würde ich gerne mal etwas sagen oder fragen?
Eure Antworten: Ich möchte vor der Klasse ohne Aufregung sprechen, ich möchte gerne mit bekannten Schauspielern und Stars sprechen, ich möchte Schülern in der Klasse, die total nerven, mal richtig die Meinung sagen und sie fragen warum sie so nerven müssen, ich möchte meinen Lehrern (meistens bestimmten Lehrern) etwas zu ihrem Unterrichtsstil sagen und sie zu ihrer Benotung befragen, ich rede sehr gerne zu jeder Zeit, ich habe keine Angst, etwas zu sagen.

Erklärungen zum Hals- oder Kehlkopfchakra
Gemeinsames Anschauen und Erklärung der Zeichnung sowie Zuordnungen und tiefere Bedeutung des Hals- oder Kehlkopfchakras.

AUFWÄRMEN

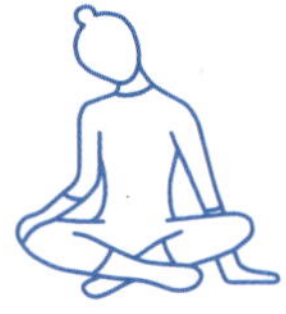

1.
Im Schneidersitz *Swatikasana* den Kopf zur Seite kippen, linkes Ohr zur linken Schulter dehnen, gleichzeitig die rechte Handfläche zum Boden dehnen (Seiten wechseln)

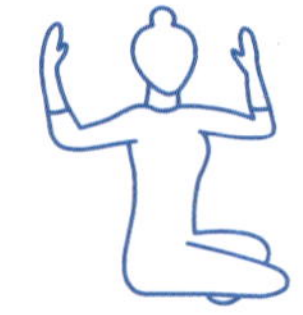

1a.
Einatmend hebe die Arme nach oben, mit der Ausatmung drehe dich abwechselnd zum linken und zum rechten Nachbarn und klatsche sie in Schulterhöhe ab (mache es sechs- bis achtmal)

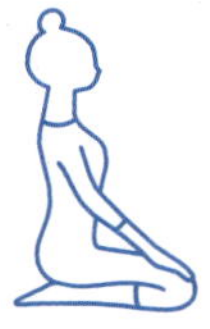

2.
Im Fersensitz *Vrajasana* die Schultern einatmend hochziehen und ausatmend wieder fallen lassen (mache es fünfmal)

2a.
Rolle beide Schultern vor und zurück (mache es fünfmal), danach rolle die linke und die rechte Schulter abwechselnd vor und zurück (mache es ebenfalls fünfmal)

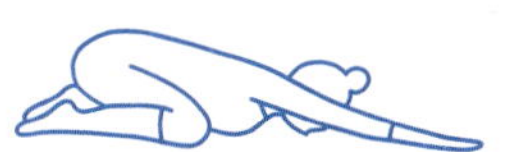

3.
Aus dem Fersensitz *Vrajasana* einatmend die Arme nach oben strecken, ausatmend aus der Hüfte mit langem Rumpf nach vorne strecken in die Stellung des Kindes *Adho Mukha Virasana*

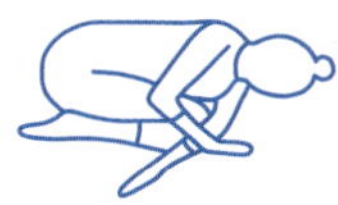

3a.
Beuge in der Stellung des Kindes den linken Arm an (wie ein „Tor ") und drücke die Handfläche in der Höhe der Schulter nach unten. Ziehe den rechten Arm, so weit wie möglich, durch das „Tor ", der Rumpf dreht sich mit (Seiten wechseln)

DAS SPIEL ANGST, ANGST KOMM HER AUS

Alle Spieler stehen im Kreis. Ein Spieler ist in der Mitte. Die Spieler im Kreis strecken ihre Hände in die Mitte. Alle rufen: „Angst, Angst komm heraus, komm heraus aus deinem Haus. Bist du raus, dann pack ich dich." Während des Spruches schlägt der Spieler aus der Mitte auf jede der ausgestreckten Hände. Die letzte Hand, auf die der Spieler aus der Mitte schlägt, symbolisiert die „Angst". Dieser Spieler läuft weg, um den Kreis der anderen Mitspieler herum und auf seinen Platz zurück. Der Spieler aus der Mitte muss versuchen, die „Angst" zu fangen.

Mudra im Kreis im Lotossitz *Padmasana* oder Schneidersitz *Swastikasana*

Kraftsatz: „Ich spreche klar und laut, damit jeder auf mich schaut", oder: „Ich kann es wagen, einfach zu fragen."
Die Handrücken liegen auf den Oberschenkeln. Der Daumen wird nacheinander von den Fingern berührt, beginnend mit dem Zeigefinger. Du arbeitest mit beiden Händen gleichzeitig. Dabei sprechen wir gemeinsam den Kraftsatz.

Wir sprechen laut, die Augen sind offen.
Wir werden leiser, die Augen sind offen.
Wir sprechen lautlos, die Augen sind offen.
Wir sprechen lautlos mit geschlossenen Augen.

Kurzes stilles Nachspüren mit offenen Augen, nachdem der Ton der Klangschale ertönt ist.

YOGASEQUENZ

1.
Dynamische Sequenz (vier- bis fünfmal üben)

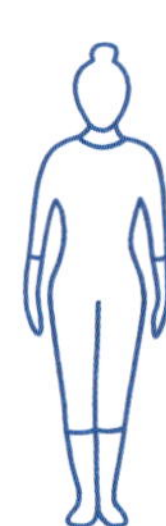
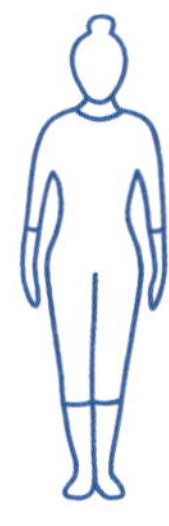

1a.
Der Berg
Tadasana

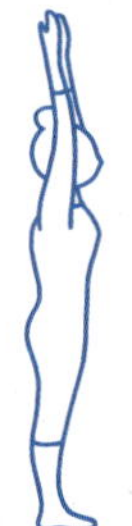

1b.
Die Arme aus der Bergstellung gerade nach vorne und dann nach oben strecken
Urdhva Hastasana

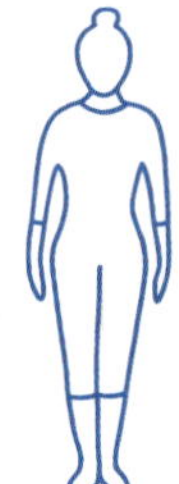

1c.
Der Berg
Tadasana

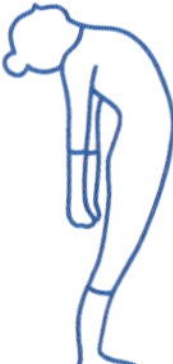

1d.
Variation von Tadasana
Die Hände im Rücken verschränken, die Schultern weit herunter in den Rücken ziehen, einatmend die Arme hinunterziehen, den Brustkorb hochziehen, den Kopf in den Nacken legen

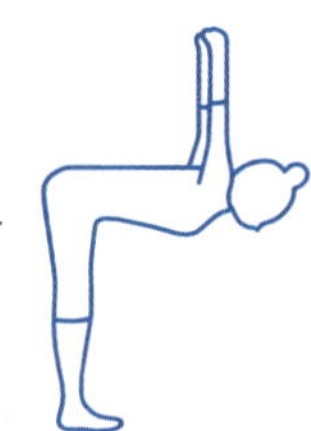

1e.
Variation von Uttanasana
Ausatmend die Arme hochziehen, Rumpf lang nach vorne und unten bringen, die Arme zur Decke ziehen

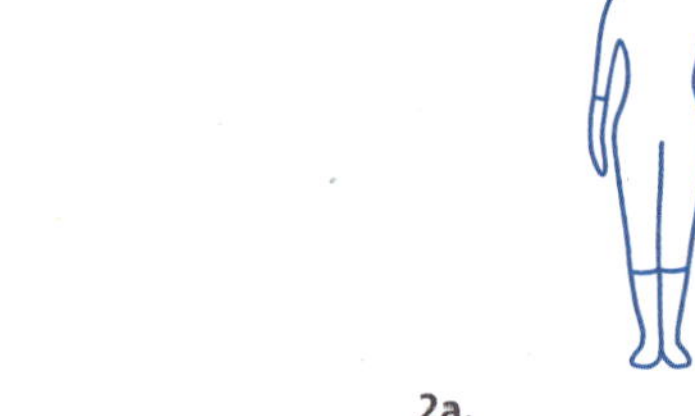

2.
Dynamische Sequenz (vier- bis sechsmal üben)

2a.
Der Berg
Tadasana

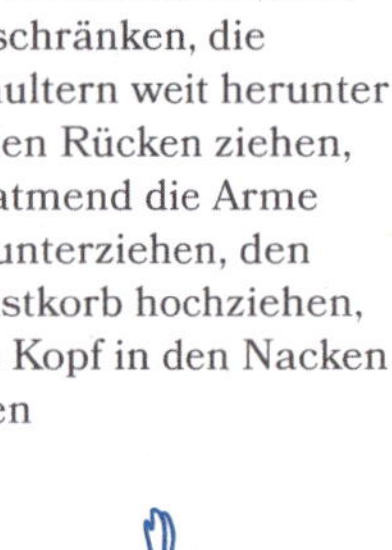

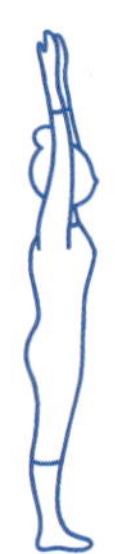

2b.
Die Arme aus der Berghaltung gerade nach vorne und dann nach oben strecken
Urdhva Hastasana

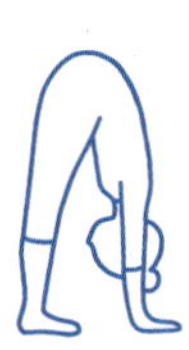

2c.
Die Vorwärtsbeuge im Stehen
Uttanasana

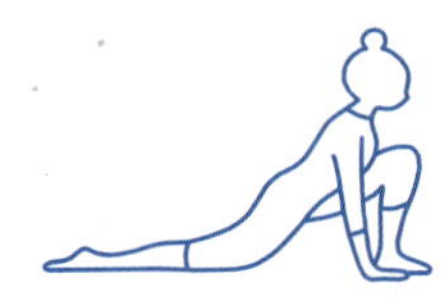

2d.
Großer Ausfallschritt

3.
Dynamische Sequenz (drei- bis viermal üben)

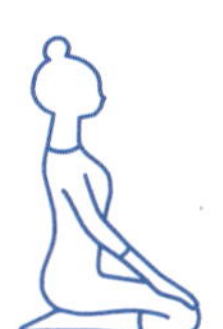

3a.
Der Fersensitz
Vrajasana

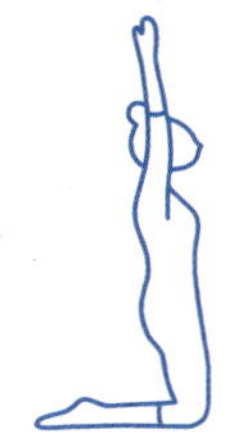

3b.
Der Kniestand mit nach oben gestreckten Armen

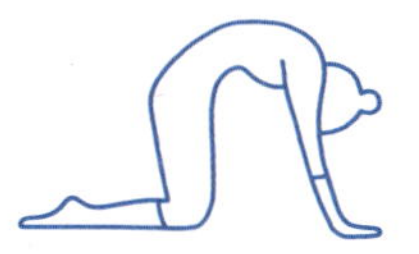

3c.
Die Katze
Vierfüßer-Stand

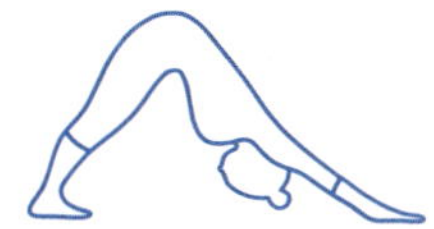

3d.
Der abwärtsgerichtete Hund
Adho Mukha Svanasana

4.
Dynamische Sequenz (drei- bis fünfmal üben)

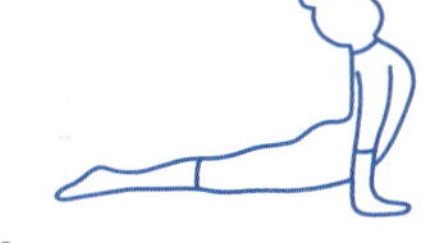

4a.
Der aufwärtsgerichtete Hund
Urdhva Mukha Svanasana

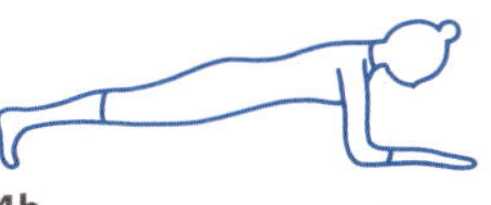

4b.
Das Brett
Chaturanga Dandasana II

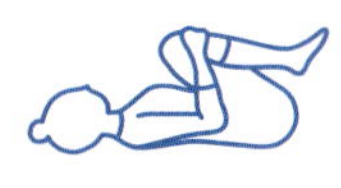

4c.
Auf dem Rücken liegend die Knie zur Brust ziehen und festhalten
Apanasana

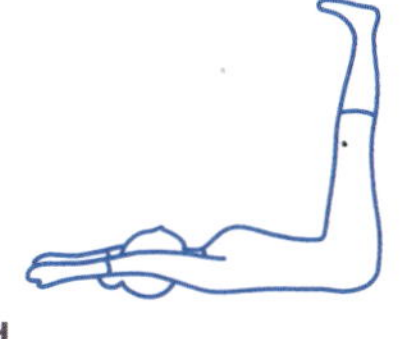

4d.
Ausatmend die Beine senkrecht zur Decke strecken und gleichzeitig die Arme zum Boden nach hinten strecken

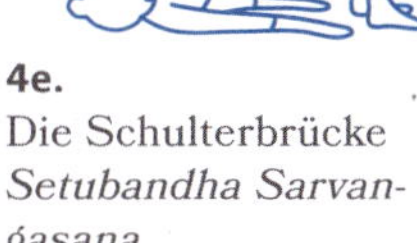

4e.
Die Schulterbrücke
Setubandha Sarvangasana
(dreimal dynamisch üben)

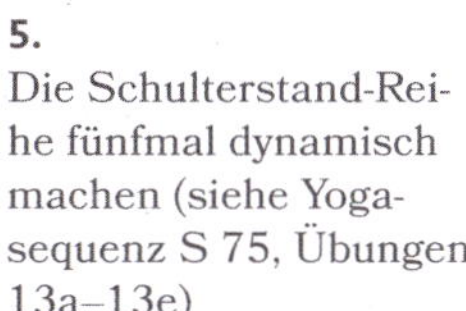

5.
Die Schulterstand-Reihe fünfmal dynamisch machen (siehe Yogasequenz S 75, Übungen 13a–13e)

End-Entspannung *Savasana*

Du liegst auf dem Rücken. Der Körper liegt vollkommen ruhig da, die Beine sind hüftbreit geöffnet und die Arme etwas vom Körper entfernt. Die Handflächen weisen nach oben. Die Augen sind möglichst geschlossen. Lass deine Beine los und entspanne sie vollkommen. Lass sie weich auseinander und zur Seite fallen. Lass deine Arme los und entspanne sie vollkommen. Entspanne deine Handteller und jeden einzelnen Finger. Spüre, wie dein Po weich wird und zum Boden sinkt. Entspanne Wirbel für Wirbel die Wirbelsäule, mit jedem Ausatmen, zum Boden. Die Schultern ziehen weg von den Ohren und sinken zum Boden. Entspanne deinen Kopf. Spüre, wie der Hinterkopf immer tiefer in den Boden sinkt. Lass das Gesicht weich werden. Die Kiefergelenke, die Lippen und die Augen sind weich. Dein ganzer Körper ist von oben bis unten komplett entspannt. Bleibe zehn Minuten in Stille liegen.

Abschlusskreis

Im Kreis stehend, fassen wir uns an den Händen und sprechen den Kraftsatz: „Ich liebe das Leben, das Leben liebt mich.“ Wir teilen unsere Energie mit anderen:
„Mögen alle Menschen glücklich sein, mögen alle Tiere glücklich sein, mögen alle Wesen glücklich sein.“
Mit *Namaste* verabschiede ich mich von dir.

PRAKTISCHES ARBEITEN MIT DEM STIRNCHAKRA

Vorbereitung
In der Raummitte steht auf einem dunkelblauen Tuch: eine farbige Chakrakerze, eine Zeichnung des Stirnchakras, Edelsteine.

Eingangsritual
Kimberly wählt das Eingangsritual. Kimberly ist das jüngste Mädchen in der Gruppe. Sie ist sehr aufmerksam. Ohne sich von den anderen ablenken zu lassen, kann sie bei sich bleiben und trotzdem einen freundlichen Umgang mit den anderen pflegen. Sie ruft die Yogis und Yoginis nacheinander in den vorbereiteten Yogaraum.

Das Singen
Dreimal *Om* intonieren. Danach „Om shanti" (siehe S.137) zuerst laut und kräftig, dann leise bis lautlos ausklingend singen.

Meditation
Fünf Minuten mit geschlossenen Augen in der Stille sitzen.

Sprechrunde im Kreis
Wie geht es mir? Nenne Positives und Negatives.
Eure Antworten: Ich bin sehr müde, da ich die halbe Nacht ein tolles Buch gelesen habe, die Lehrer haben zu viele Hausaufgaben aufgegeben, aber die Sonne scheint, ich bin schlecht gelaunt, aber ich wurde von meiner Mutter mit dem Auto zum Yoga gebracht, ich habe kein eigenes Zimmer, aber bald bekomme ich ein neues Zimmer, ich muss zu viel lernen, aber ich freue mich auf die Ferien, alles ist gut, ich habe Rückenschmerzen, hoffentlich hilft mir der Yoga jetzt.

Erklärungen zum Stirnchakra
Gemeinsames Anschauen und Erklärung der Zeichnung sowie Zuordnungen und tiefere Bedeutung des Stirnchakras.

AUFWÄRMEN

Übe fünfmal ruhig den Kinder-Sonnengruß mit folgenden Gedanken: Was hat mir heute nicht gut gefallen? Was habe ich dazu beigetragen? Wie hätte es anders sein können? Was hätte ich anders machen können?

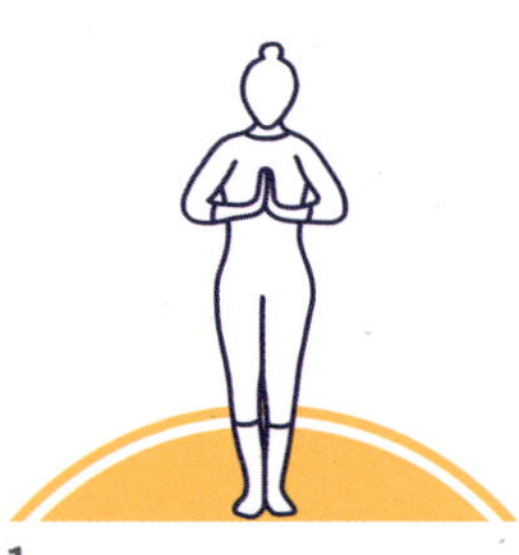

1.
Guten Morgen
In der Bergstellung die Hände vor dem Herzen schließen

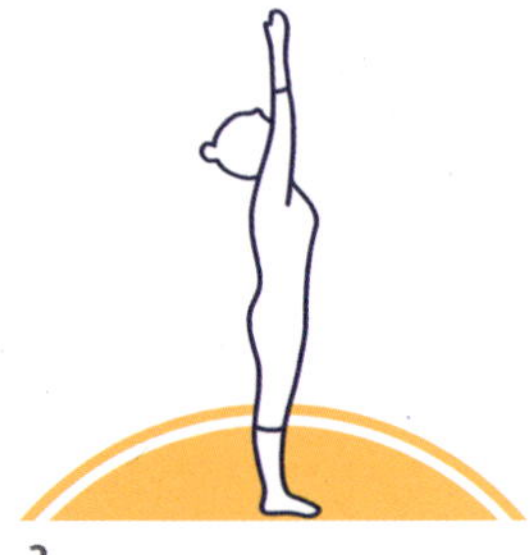

2.
Ich grüße den Himmel
In der Bergstellung die Arme nach oben strecken

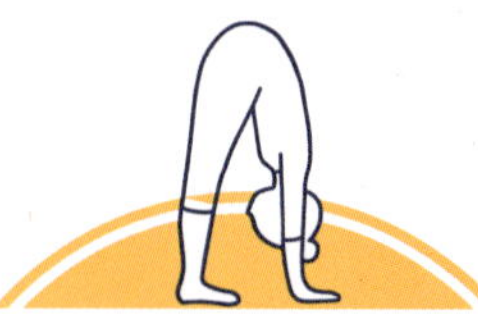

3.
Ich grüße die Erde
Die Arme und Hände nach unten zum Boden bringen

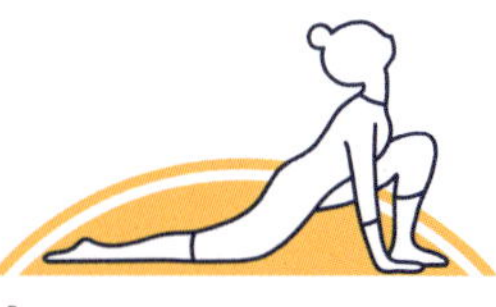

4.
Wo ist der Mond?
Aus dem Vierfüßer-Stand einen Fuß zwischen die Hände nehmen und nach oben schauen

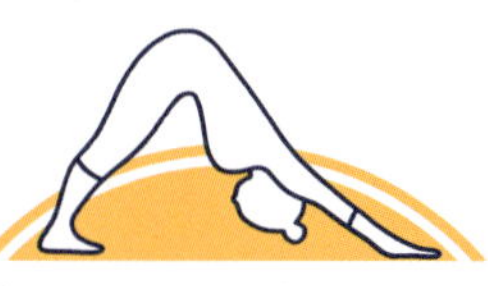

5.
Hinter der Hundehütte
In den Hund gehen

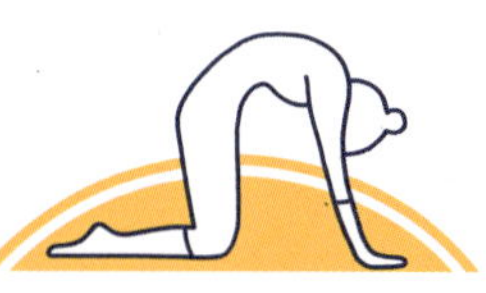

6.
wo die Katze
In die Katze gehen

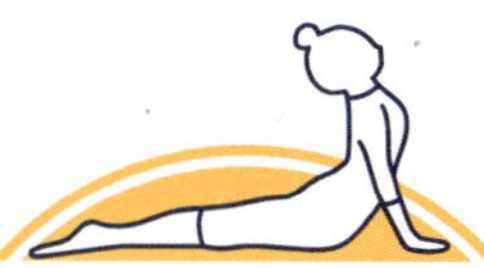

7.
mit der Kobra spielt.
In die Kobra gehen

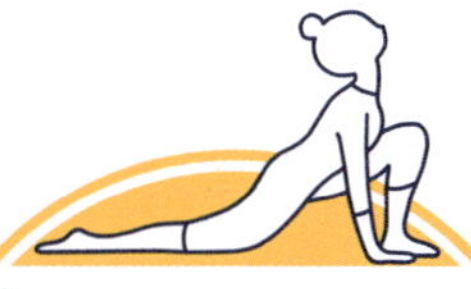

8.
Wenn der Mond unter-geht,
In den Mond gehen

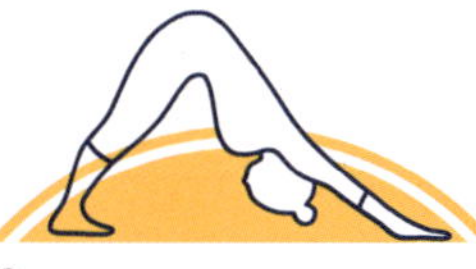

9.
kann hinter der Hunde-hütte
In den Hund gehen

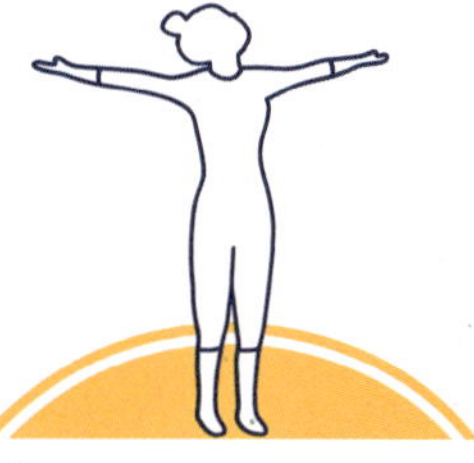

10.
der Horizont riesengroß aufgehen.
Von unten nach oben kommend, große Kreisbewegungen mit den Händen machen

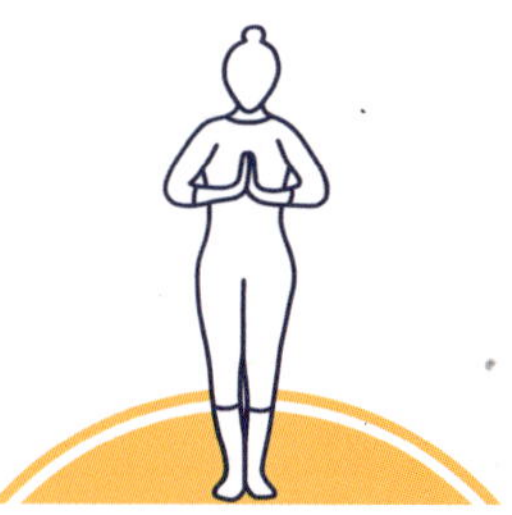

11.
Namaste
Hände vor dem Herzen schließen und sich verneigen

Mudra im Kreis im Lotossitz *Padmasana* oder Schneidersitz *Swastikasana*
Kraftsatz: „Mit Gefühl und Verstand gehe ich auf meinem eigenen Weg voran", oder: „Ich bin vollkommen richtig, so wie ich bin." Die Handrücken liegen auf den Oberschenkeln. Der Daumen wird nacheinander von den Fingern berührt, beginnend mit dem Zeigefinger. Du arbeitest mit beiden Händen gleichzeitig. Dabei sprechen wir gemeinsam den Kraftsatz.

Wir sprechen laut, die Augen sind offen.
Wir werden leiser, die Augen sind offen.
Wir sprechen lautlos, die Augen sind offen.
Wir sprechen lautlos mit geschlossenen Augen.
Kurzes stilles Nachspüren mit offenen Augen, nachdem der Ton der Klangschale ertönt ist.

DAS SPIEL KATZENAUGE

Das Spiel findet in einem kleineren (oder abgetrennten) Raum statt. Bis auf einen Spieler bekommen alle Spieler die Augen verbunden. Der Spieler mit den offenen Augen ist die Katze und hat ein Glöckchen in der Hand. Die Katze läutet ab und zu mit der Glocke und schleicht sich dabei vorsichtig von den anderen Spielern weg. Die anderen Spieler versuchen die Katze zu fangen. Leise fragen sie sich beim gegenseitigen Berühren: *Katzenauge*?
Das Spiel wird so lange gespielt, bis die Katze gefangen ist.

Atemübung

Du liegst auf dem Rücken und entspannst nacheinander jeden einzelnen Körperteil. Lege beide Hände auf den Bauch. Mit der Einatmung stellst du dir vor, was du brauchst (zum Beispiel Mut, Ausdauer, Liebe, Freundlichkeit oder Wärme). Mit der Ausatmung stellst du dir vor, was die Welt braucht (zum Beispiel Frieden, Liebe, eine gesunde Umwelt, Verständnis oder Toleranz). Atme mit diesen Kraftwörtern fünfmal ein und aus. Atme danach ganz normal weiter.

YOGASEQUENZ

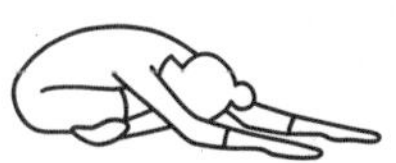

1.
Im Schneidersitz *Swastikasana* die Arme weit nach oben dehnen, aus der Hüfte nach vorne kommen und die Arme auf dem Boden ausstrecken

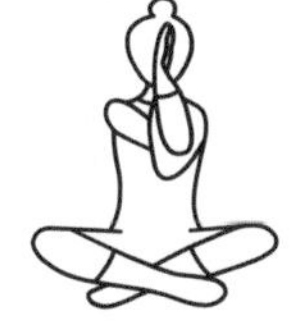

1a.
Im Schneidersitz *Swastikasana* mit den Armen in den Adler *Garudaasana* kommen (Seiten wechseln)

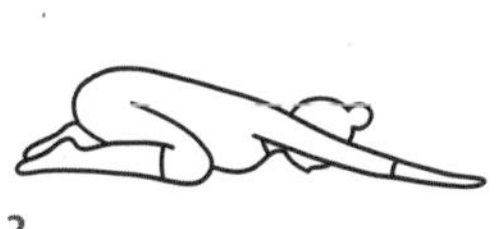

2.
Die Stellung des Kindes
Adho Mukha Virasana

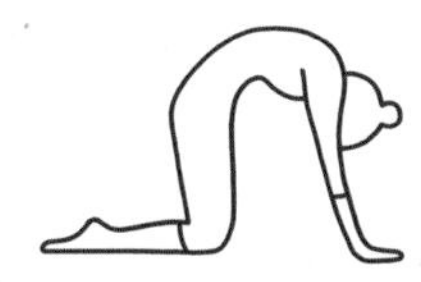

3.
Die Katze
Vierfüßer-Stand

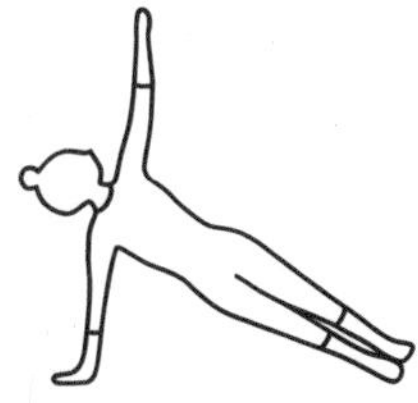

4.
Die seitliche Bretthaltung
Wenn du kannst, versuche das obere Bein anzuwinkeln
Variation von Chaturanga

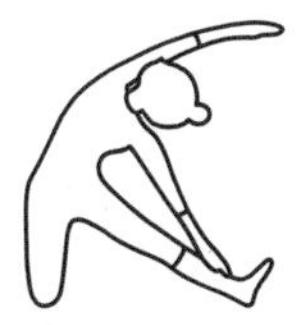

5.
Das Tor *Parighasana*

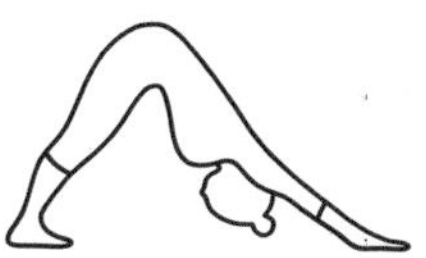

6.
Der abwärtsgerichtete Hund *Adho Mukha Svanasana*
Aus dieser Haltung in die Taube kommen, dazu das rechte Knie zur rechten Hand ziehen und den Unterschenkel vorne ablegen.

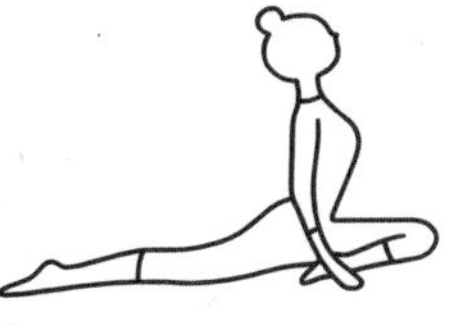

6a.
Die Taube *Eka Pada Rajakapotanasana*
Das Knie liegt etwas außerhalb der rechten Hüfte, den Rumpf mit lang gestreckten Armen achtsam übers Bein ausstrecken (bei ungeradem Becken Erhöhung nutzen).

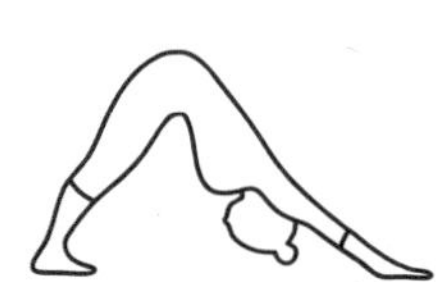

7.
Der abwärtsgerichtete Hund
Adho Mukha Svanasana

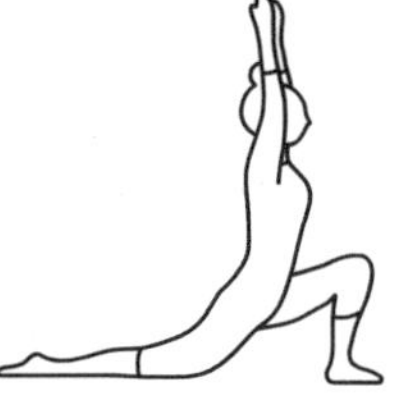

7a.
Aus dem Hund den rechten Fuß zwischen die Hände schwingen, das Bein beugen, die Arme einatmend weit nach oben strecken, das hintere Knie und der hintere Fuß liegen auf dem Boden auf

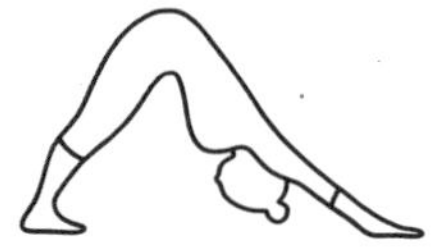

8.
Der abwärtsgerichtete Hund
Adho Mukha Svanasana

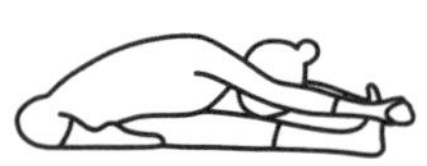

9.
Die Kopf-zu-Knie-Haltung
Janu Shirsana

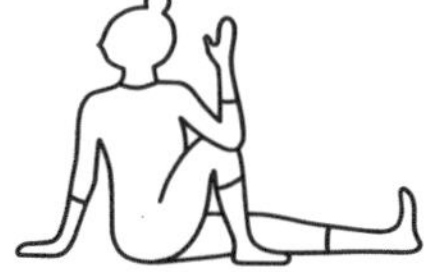

10.
Der Drehsitz der Weisen
Marichyasana III

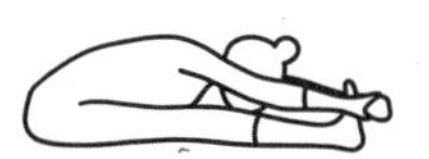

11.
Die Streckung der Rückseite des Rumpfes
Paschimottanasana

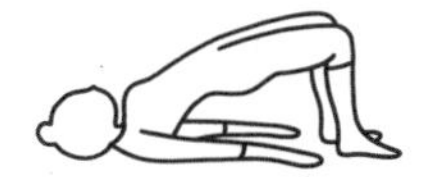

12.
Die Schulterbrücke
Setubandha Sarvangasana

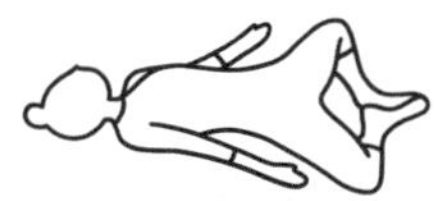

13.
Der liegende Schustersitz *Supta Baddha Konasana*

End-Entspannung *Savasana*
Du liegst auf dem Rücken. Der Körper liegt vollkommen ruhig da, die Beine sind hüftbreit geöffnet und die Arme etwas vom Körper entfernt. Die Handflächen weisen nach oben. Die Augen sind möglichst geschlossen. Lass deine Beine los und entspanne sie vollkommen. Lass sie weich auseinander und zur Seite fallen. Lass deine Arme los und entspanne sie vollkommen. Entspanne deine Handteller und jeden einzelnen Finger. Spüre, wie dein Po weich wird und zum Boden sinkt. Entspanne Wirbel für Wirbel die Wirbelsäule, mit jedem Ausatmen, zum Boden. Die Schultern ziehen weg von den Ohren und sinken zum Boden. Entspanne deinen Kopf. Spüre, wie der Hinterkopf immer tiefer in den Boden sinkt. Lass das Gesicht weich werden. Die Kiefergelenke, die Lippen und die Augen sind weich. Dein ganzer Körper ist von oben bis unten komplett entspannt. Bleibe zehn Minuten in Stille liegen.

Abschlusskreis
Im Kreis stehend, fassen wir uns an den Händen und sprechen den Kraftsatz: „Ich liebe das Leben, das Leben liebt mich."
Wir teilen unsere Energie mit anderen:
„Mögen alle Menschen glücklich sein, mögen alle Tiere glücklich sein, mögen alle Wesen glücklich sein."
Mit *Namaste* verabschiede ich mich von dir.

PRAKTISCHES ARBEITEN MIT DEM KRONENCHAKRA

Vorbereitung

In der Raummitte stehen auf einem weißen Tuch:
eine Chakrakerze, eine Zeichnung des Kronenchakras, ein verdecktes Kraftkärtchen.

Eingangsritual

Gemeinsam betreten wir den vorbereiteten Yogaraum. Jeder sucht sich seine Matte.

Das Singen

Ariane, Lea, Maja, Nele, Caro, Doro, Leonora, Saskia, Lilli und Carmen hatten Lust, sich ein Lied, das unser Herz berührt, auszudenken. Es heißt „Möge Liebe" (siehe S.138). Es wird zur Melodie von „Gopala" gesungen. Zuerst laut und kräftig, dann leise bis lautlos ausklingend singen.
Gopala bedeutet „göttliches Kind" oder Beschützer der Kinder beziehungsweise zum Schutz der großen und kleinen Kinder. Es hilft dabei, Unbeschwertheit zu bringen und das Leichte im Schweren.

Meditation

Fünf Minuten mit geschlossenen Augen in der Stille sitzen.

Sprechrunde im Kreis

Wie geht es mir? Erinnere dich an eines der schönsten Dinge, die du erlebt hast.
Eure Antworten: Den Schutz und die Liebe von meiner Familie, die beste Klassenarbeit, mich ohne Worte mit meiner Freundin zu verstehen, ein Urlaub, ein Regenbogen, die Versöhnung nach einem Streit, weiß nichts Genaues, es gibt so viel, die Geburt meiner Kinder (Antwort der Autorin).

Erklärungen zum Kronenchakra

Gemeinsames Anschauen und Erklärung der Zeichnung sowie Zuordnungen und tiefere Bedeutung des Kronen- oder Scheitelchakras.

AUFWÄRMEN

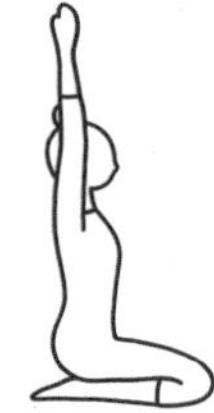

1.
Der Fersensitz *Vrajasana*
Strecke die Arme mit der Einatmung nach vorne und dann nach oben (viermal wiederholen)

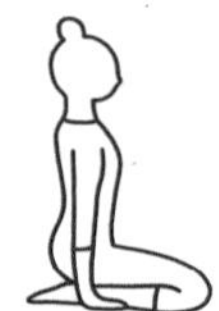

1a.
Im Fersensitz *Vrajasana* mit der Ausatmung die Arme über die Seite nach unten strecken (viermal wiederholen)

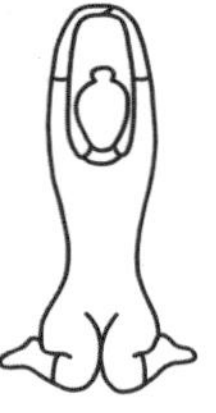

2.
Der Sitz zwischen den Fersen *Virasana*
Finger verschränken, die Handteller zeigen vom Körper weg, einatmend Arme zur Decke strecken

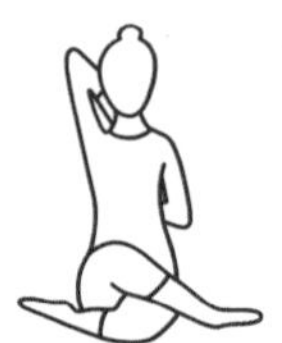

3.
Das Kuhmaul *Gomukhasana* Die Hände werden hinter dem Rücken gegriffen

DAS SPIEL FREIES LAUFEN

Alle Spieler laufen frei im Raum herum. Mit dem Ton der Klangschale kommen sie in der ersten Runde in eine frei gewählte Standhaltung. In der zweiten Runde kommen sie in eine frei gewählte Seitwärtshaltung. In der dritten Runde kommen sie in eine frei gewählte Vorwärtstreckung. In der vierten Runde kommen sie in eine frei gewählte Rückwärtsbeuge.

Mudra im Kreis im Lotossitz *Padmasana* oder Schneidersitz *Swastikasana*

Kraftsatz: „Ich bin eins mit allem."
Die Handrücken liegen auf den Oberschenkeln. Der Daumen wird nacheinander von den Fingern berührt, beginnend mit dem Zeigefinger. Du arbeitest mit beiden Händen gleichzeitig. Dabei sprechen wir gemeinsam den Kraftsatz.

Wir sprechen laut, die Augen sind offen.
Wir werden leiser, die Augen sind offen.
Wir sprechen lautlos, die Augen sind offen.
Wir sprechen lautlos mit geschlossenen Augen.
Kurzes stilles Nachspüren mit offenen Augen, nachdem der Ton der Klangschale ertönt ist.

PARTNER ARBEIT SPIEGELARBEIT

Du sitzt im Fersensitz *Vrajasana* deinem Partner gegenüber. Du machst ihm bestimmte Bewegungen vor. Dein Partner spiegelt sie und macht sie nach. Es wird nicht geredet. Denke dir freie Bewegungen aus (zum Beispiel den Mund oder die Augen auf und zu machen, die Finger spreizen und wieder schließen, den Kopf hin und her drehen, sich zur Seite legen oder die Schultern hochziehen). Zeige Yogahaltungen wie das Kuhmaul *Gomukhasana*, den Adler *Garudasana* oder *Urdhva Hastasana* (die Arme nach oben strecken) usw.
Diese Übung zeigt dir, dass du dich in jedem Menschen der Welt spiegeln kannst.

Meditation für alle Lebewesen

Du sitzt mit geschlossenen Augen aufrecht im Schneidersitz *Swastikasana*.
Spüre dich, deinen Körper und deinen Atem. Verbinde dich nacheinander von deinem Herzen mit einem Menschen in diesem Raum, mit deiner Familie und deinen Freunden, mit den Menschen in Berlin, mit den Menschen in Deutschland, mit den Menschen in Europa, mit den Menschen in allen Erdteilen der Welt, mit allen Wesen dieser Welt, mit dem gesamten Universum.

YOGASEQUENZ

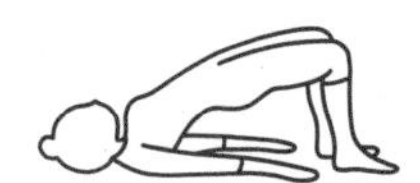

1.
Die Schulterbrücke
Setubandha Sarvangasana

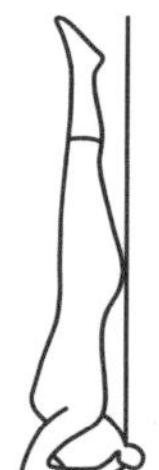

2.
Der Kopfstand *Sirasana*
An die Wand gestützt
(nur, wenn du ihn beim Yoga gelernt hast)

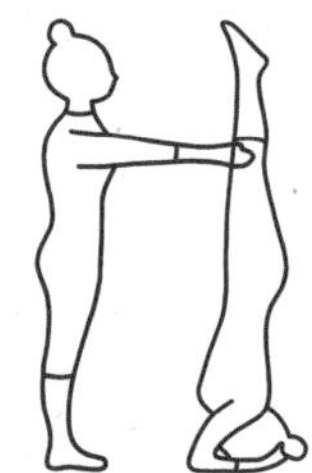

2a.
Der Kopfstand *Sirasana*
Frei im Raum, mit einem Partner als Helfer

3.
Die Schulterstand-Reihe fünfmal dynamisch machen (siehe Yogasequenz S. 75, Übungen 13a–13e)

End-Entspannung *Savasana*

Du liegst auf dem Rücken. Der Körper liegt vollkommen ruhig da, die Beine sind hüftbreit geöffnet und die Arme etwas vom Körper entfernt. Die Handflächen weisen nach oben. Die Augen sind möglichst geschlossen. Lass deine Beine los und entspanne sie vollkommen. Lass sie weich auseinander und zur Seite fallen. Lass deine Arme los und entspanne sie vollkommen. Entspanne deine Handteller und jeden einzelnen Finger. Spüre, wie dein Po weich wird und zum Boden sinkt.
Entspanne Wirbel für Wirbel die Wirbelsäule, mit jedem Ausatmen, zum Boden. Die Schultern ziehen weg von den Ohren und sinken zum Boden. Entspanne deinen Kopf. Spüre, wie der Hinterkopf immer tiefer in den Boden sinkt. Lass das Gesicht weich werden. Die Kiefergelenke, die Lippen und die Augen sind weich. Dein ganzer Körper ist von oben bis unten komplett entspannt. Bleibe zehn Minuten in Stille liegen.

Fantasiereise

Stell dir vor, dass du einen besonderen Traum hast. Du darfst dir alles ausdenken, auch wenn es sich nicht realistisch umsetzten lässt. Vielleicht hast du ein Projekt, das du dir immer schon gewünscht hast, zum Beispiel schreibst du ein Buch, du bist eine Schauspielerin auf der Bühne, du bist ein Mathegenie, du kannst vier Sprachen sprechen, du bist ein Tier usw. Nimm dir zehn Minuten Zeit, dir alles ganz genau auszumalen.

Abschlusskreis

Im Kreis stehend, fassen wir uns an den Händen und sprechen den Kraftsatz: „Ich liebe das Leben, das Leben liebt mich."
Wir teilen unsere Energie mit anderen:
„Mögen alle Menschen glücklich sein, mögen alle Tiere glücklich sein, mögen alle Wesen glücklich sein."
Mit *Namaste* verabschiede ich mich von dir.

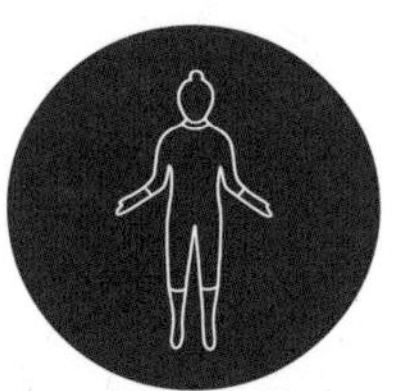

DER ABSCHLUSS DER ARBEIT MIT DEN CHAKREN

Vorbereitung
In der Mitte liegen um die Chakrakerze: sieben Papierkreise in der jeweiligen Chakrafarbe, sieben Chakrazeichen, ein großes weißes Plakat und diverse Stifte in den Chakrafarben.

Eingangsritual
Du hörst den Ton der Klangschale. Wird dein Lieblingschakra aufgerufen, suchst du dir einen Platz im Raum.

Das Singen
Das Mantra „Gopala“ (siehe S.138) zuerst laut und kräftig, dann leise bis lautlos ausklingend singen.
Es schützt alle großen und kleinen Kinder. Du kannst es singen, wenn du unbeschwert sein möchtest. Es ist hilfreich dabei, das Leichte im Schweren zu finden. Es steht auch für das göttliche Kind.

Meditation
Fünf Minuten mit geschlossenen Augen in der Stille sitzen. Nutze die Meditation, um deine Gedanken zu beobachten. Es wird jeden Tag anders sein.

Sprechrunde im Kreis
Jedem Chakra hast du mehrere Stunden Zeit gewidmet. Wir erstellen ein Plakat mit den zu den Chakren passenden Yogahaltungen. Die Yogahaltungen haben wir zusammen ausgesucht. Mit den Farben des jeweiligen Chakras malen wir die Yogahaltungen auf das Plakat.

DAS WURZELCHAKRA

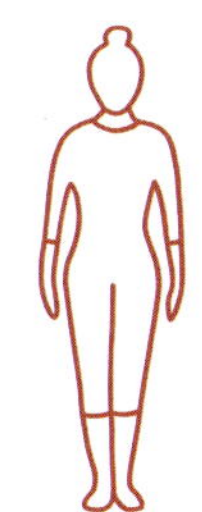

Der Berg
Tadasana

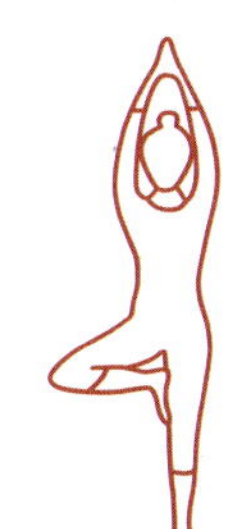

Der Baum
Vrksasana

Das *Wurzelchakra* steht wie der Berg und der Baum für Kraft und Verwurzelung.

DAS SAKRALCHAKRA

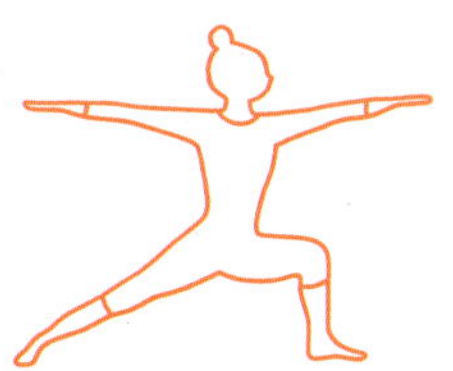

Der Krieger II
Virabhadrasana II

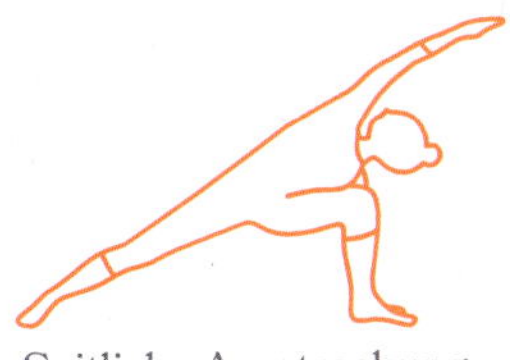

Seitliche Ausstreckung
Utthita Parsvakonasana

Das *Sakralchakra* steht unter anderem für deine Lebensfreude, deine Vitalität und deine Intuition.

DAS SOLARPLEXUSCHAKRA

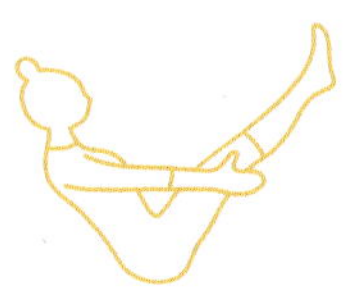
Das Boot
Parnipurna Navasana

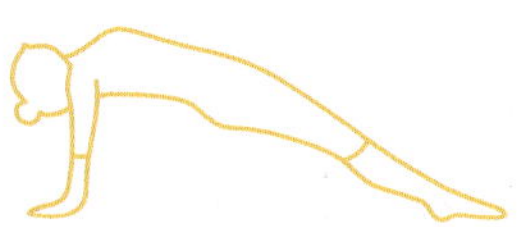
Die Streckung der Vorderseite
Purvottanasana

Im *Solarplexus- oder Nabelchakra* gehst du mit Kraft und Stärke deinen eigenen Weg. Du wirst unterstützt von deinem Willen und deinem Verstand.
Das Boot stärkt die Bauchkraft, die intensive Streckung der Vorderseite deinen Willen.

DAS HERZCHAKRA

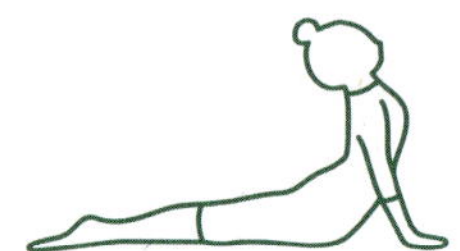
Die Kobra
Bhajungasana

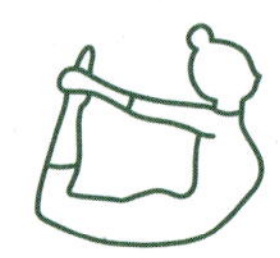
Der Bogen
Dhanurasana

Das *Herzchakra* öffnet deine Herzensqualitäten.
Die Kobra und der Bogen sind Rückwärtsstreckungen und öffnen den Brustkorb und damit den Herzbereich.

DAS HALS- ODER KEHLKOPFCHAKRA

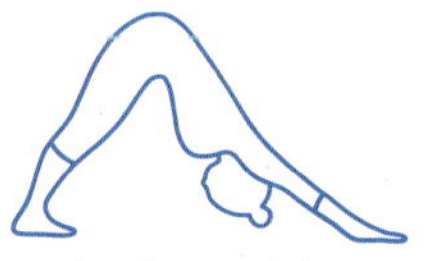
Der abwärtsgerichtete Hund
Adho Mukha Svanasana

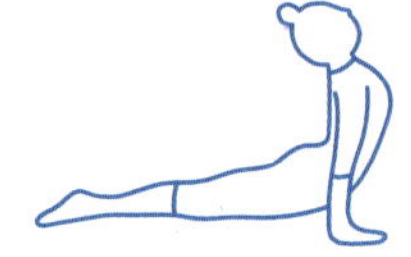
Der aufwärtsgerichtete Hund
Urdhva Mukha Svanasana

Das *Hals- oder Kehlkopfchakra* steht für eine Brücke vom Denken zum Fühlen.
Es hilft dir zu sprechen. Die beiden Yogahaltungen stehen für Entspannung und Aktivität.

DAS STIRNCHAKRA

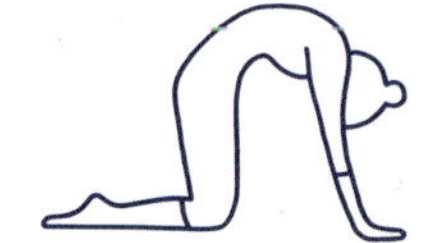
Die Katze
Vierfüßer-Stand

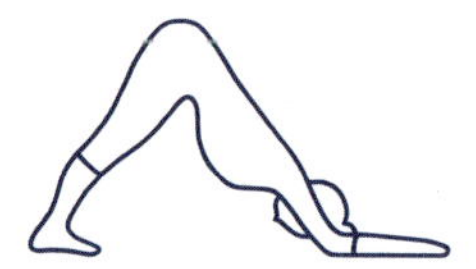
Der Unterarmhund
Variation von Pinchamajurasana

Das *Stirnchakra* ist die Mutter aller anderen Chakren. Mit deiner Intuition und deinem Denken führt es dich auf deinen eigenen Weg. Der Vierfüßer-Stand in der Form der Katze hilft, die Wirbelsäule zu kräftigen.

DAS KRONEN- ODER SCHEITELCHAKRA

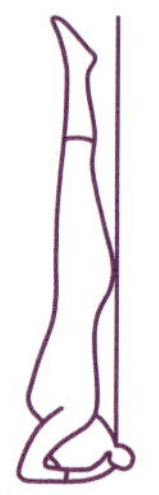
Der Kopfstand *Sirsana*
An die Wand gestützt

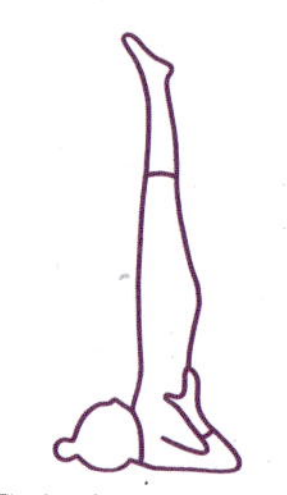
Der Schulterstand
Salamba Sarvangasana

Das *Scheitel- oder Kronenchakra* ist ein Ort der Weisheit und höchster Glückseligkeit. Der Kopfstand als König und der Schulterstand als Königin aller Yogahaltungen sind perfekt für dieses Chakra geeignet (den Kopfstand nur machen, wenn du ihn in deinem Yogaunterricht gelernt hast).

AUFWÄRMEN MIT DEM CHAKRA-SPIEL

Wir laufen frei im Raum umher. Mit dem Ton der Klangschale wird ein Chakra genannt. Alle bleiben stehen und machen die genannte Yogahaltung. Jeder zählt lautlos bis zehn und läuft dann weiter.

Atemübung

Wir laufen frei im Raum umher. Mit dem Ton der Klangschale wird ein Chakra genannt. Alle bleiben stehen und machen die genannte Yogahaltung. Jeder zählt lautlos bis zehn und läuft dann weiter.

YOGASEQUENZ

Diese Yogasequenz kannst du noch einmal durchführen. Im Mittelpunkt stehen der Kopfstand und der Schulterstand.

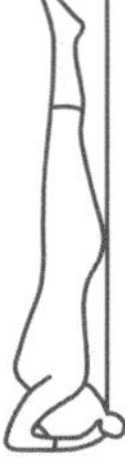

1.
Der Kopfstand *Sirsana*
An die Wand gestützt (nur, wenn du ihn beim Yoga gelernt hast)

2.
Die Schulterstand-Reihe fünfmal dynamisch machen (siehe Yogasequenz S. 75, Übungen 13a–13e)

End-Entspannung *Savasana*

Du liegst auf dem Rücken. Der Körper liegt vollkommen ruhig da, die Beine sind hüftbreit geöffnet und die Arme etwas vom Körper entfernt. Die Handflächen weisen nach oben. Die Augen sind möglichst geschlossen. Lass deine Beine los und entspanne sie vollkommen. Lass sie weich auseinander und zur Seite fallen. Lass deine Arme los und entspanne sie vollkommen. Entspanne deine Handteller und jeden einzelnen Finger. Spüre, wie dein Po weich wird und zum Boden sinkt. Entspanne Wirbel für Wirbel die Wirbelsäule, mit jedem Ausatmen, zum Boden. Die Schultern ziehen weg von den Ohren und sinken zum Boden. Entspanne deinen Kopf. Spüre, wie der Hinterkopf immer tiefer in den Boden sinkt. Lass das Gesicht weich werden. Die Kiefergelenke, die Lippen und die Augen sind weich. Dein ganzer Körper ist von oben bis unten komplett entspannt. Bleibe zehn Minuten in Stille liegen.

Abschlusskreis

Im Kreis stehend, fassen wir uns an den Händen und sprechen den Kraftsatz: „Ich liebe das Leben, das Leben liebt mich.“
Wir teilen unsere Energie mit anderen:
„Mögen alle Menschen glücklich sein, mögen alle Tiere glücklich sein, mögen alle Wesen glücklich sein.“
Mit *Namaste* verabschiede ich mich von dir.
Mit Namaste verabschiede ich mich von dir.

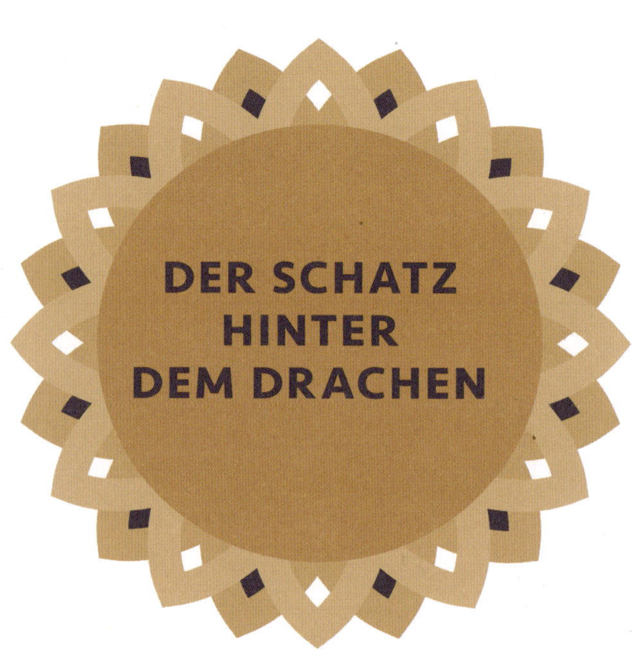
DER SCHATZ
HINTER
DEM DRACHEN

DIE Geschichten, die du hier liest, sind alle aus den Erfahrungen der Jugendlichen oder meinen eigenen entstanden. Sie sollen dir helfen, deine Beobachtungsgabe, also deinen Blick auf deine Erlebnisse, zu schärfen und zu erkennen, wie du es schaffen kannst, hinter einem unangenehmen Erlebnis (dem Drachen) eine neue Sichtweise (den Schatz) zu entdecken. Unsere Erlebnisse sollen dich bei deiner eigenen Schatzarbeit unterstützen. Einen Schatz zu finden braucht Zeit. Du kannst nach jeder Unklarheit immer von neuem damit anfangen. Es lohnt sich! Ich bin mir ziemlich sicher, dass du es schaffst.

Der Drache, das Schwert und der Schatz sind Symbole.

Der *Drache* steht für unangenehme Erlebnisse, für Gedanken und Gefühle, die dir meistens nicht gefallen, für Angst, Wut, Trauer, Scham, Neid, Eifersucht, sich verlassen fühlen; manchmal auch nur für das Gefühl, dass etwas unklar oder verwirrend ist.

Das *Schwert* steht für die Kraft deines Verstandes und deinen Willen. Mit dieser Kraft und Klarheit entscheidest du dich, zu deinen Gefühlen und Gedanken zu stehen. Du schaust sie dir an und versuchst herauszufinden, was du mit ihnen anfangen kannst. Du lernst immer mehr, hinter die Dinge zu schauen, zum Beispiel, was dich bei einer erlebten Situation wütend macht und wie du damit umgehen kannst.

Der Schatz ist hinter dem Drachen. Du erkennst, dass du auf deine Gefühle und Gedanken Einfluss nehmen kannst. Du lernst, Verantwortung für diese zu übernehmen.

Aber wie? Indem du gute Entscheidungen triffst! Du kannst zum Beispiel nach der ersten Wut auf deine Freundin schauen, ob ihre Entscheidung auch etwas Positives für dich her vorbringt. Du bleibst also nicht auf deiner Wut und deinem Ärger sitzen. Stell dir vor, du schaust auf deine Erlebnisse wie ein Beobachter, so als ob es die Geschichte von jemand anderem wäre. Frage dich, wenn du nicht mehr ganz so aufgeregt bist, was dieses Erlebnis für dich bedeuten soll.

Jessicas Worte nach einem sehr schmerzvollen Erlebnis mit ihrer Freundin drücken genau das aus, was ich meine:

„Im Nachhinein betrachtet, hat es sich als Vorteil erwiesen, dass ich mich auf eine komplett neue Situation einlassen musste. Ich musste meine Komfortzone verlassen. Es hat mir gezeigt, dass sich fast jede Situation, so ausweglos sie am Anfang erscheint, verbessern lässt. Auch, dass ich nicht aufgeben darf, nur weil ein Weg nicht das gewünschte Ziel hatte."

Jessica hat hinter den Drachen (schmerzliche Situation) geschaut. Ihr Schwert (ihr Verstand) öffnete den durch den Drachen verstellten Eingang. Damit machte sie den Zugang (ihre Erkenntnis) frei zu dem Schatz. Ihr Schatz ist die neue Sicht auf die Situation und was sie damit gewonnen hat.

Ich hoffe, ich habe dich auf unsere Erlebnisse neugierig gemacht!
Vielleicht findest du dich sogar in manchen Geschichten wieder und entdeckst so manchen unverhofften Schatz auch bei dir. In jedem Fall sollen sie dir Mut machen, nach dem Schatz hinter dem Drachen zu suchen.

DIE SCHATZSUCHE

IM WURZELCHAKRA

Ein Mädchen kann den Kopfstand nicht gut. Sie ärgert sich, weil es nicht klappt. Jedes Mal möchte sie deshalb den Kopfstand nicht mitmachen. Sie sieht, wie viel Spaß es den anderen Yogis macht.
Sie lässt sich darauf ein, den Kopfstand nach und nach zu lernen. Sie macht nicht sofort den ganzen Kopfstand. Am Anfang übt sie Vorbereitungen zum Kopfstand. Später übt sie Varianten vom Kopfstand. So fühlt sie sich immer sicherer. Inzwischen ist es für sie überhaupt kein Problem mehr, den Kopfstand zu machen. Außerdem hat sie ein sehr gutes Gefühl dafür bekommen, anderen Yogis beim Kopfstand zu helfen.

Es gibt immer etwas, das man nicht kann. Du hast die Wahl. Nimmst du die Herausforderung an oder nicht? Wenn du die Herausforderung annimmst, hetze dich nicht. Mach alles in deinem Tempo. Vertraue deinem eigenen Gefühl. Alles hat seinen richtigen Zeitpunkt, auch der nächste Schritt.

Eine Yogaschülerin fühlt sich nicht wohl. Sie hat durch Kopf- und Bauchschmerzen schlechte Laune bekommen. Trotzdem hat sie sich dafür entschieden, zum Yogaunterricht zu kommen. Ruhig und achtsam macht sie die Übungen mit. Sie macht einige Übungen an der Wand oder liegend auf dem Boden. Das gibt ihr Halt und eine Stütze.
Nach und nach gewinnt sie an Kraft. Die Schmerzen und die schlechte Laune verschwinden. Es geht ihr richtig gut und sie bekommt super gute Laune. Über die Yogaübungen sind ihre Schmerzen verschwunden. Es geht ihr viel besser. Sie erkennt den Zusammenhang zwischen ihren Gedanken und Gefühlen und ihrem körperlichen Zustand.

Es ist eine Kunst herauszufinden, was dir hilft, wenn es dir schlecht geht. Hier heißt es, sich gut zu beobachten. Erstelle doch einmal eine Liste mit Sachen, die dich glücklich machen. Vielleicht ist es hilfreich, sie zu lesen, wenn es dir nicht gut geht.

Eine Schülerin hat sehr viel Arbeit in der Schule. Sie ist sehr verzweifelt, nicht alles zu schaffen. Es ist Chaos im Hirn. Alles ist zu viel! Es ist Chaos im Zimmer. In jeder Ecke liegt etwas. Wichtige Sachen sind nicht mehr zu finden oder nur mit viel Zeitaufwand. Es ist Chaos im Körper. Bauchschmerzen und

Kopfschmerzen zeigen sich. Nach einem Weinanfall kommt die Erkenntnis. Sie geht zu ihrem Lehrer und bittet um Hilfe, um Struktur und Ordnung zu finden. Der Zeitdruck und das Chaos haben sie zu einem Moment der Stille und Ruhe gebracht. An diesem Punkt überlegt sie, was sie ändern kann, damit es ihr besser geht.

Ich vermute, dass die meisten von uns solch einen chaotischen Zustand kennen. Man macht so viele Sachen, dass irgendwann alles zu viel ist. Hier könnte Unterstützung von außen hilfreich sein, weil man selbst den Überblick verloren hat.

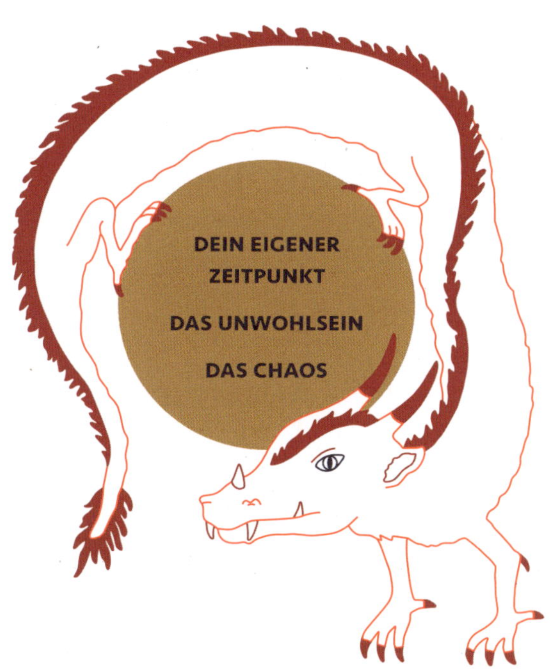

UNTERSTÜTZUNG BEI DER EIGENEN SCHATZSUCHE

Die folgenden Fragen sollen dir helfen, dich und dein Verhalten in Bezug auf das Wurzelchakra zu beobachten und zu hinterfragen.
Ich habe dir viel Platz gelassen, damit du deine Antworten aufschreiben kannst. Je besser du dich kennst und je bewusster du dich wahrnimmst, desto leichter wird es dir fallen, hinter eine Situation zu schauen. Das hilft dir, schneller den Schatz hinter einem unangenehmen Erlebnis zu erkennen. Versuche, die Fragen ehrlich zu beantworten. Sie verschaffen dir einen Eindruck davon, wie stabil, konzentriert, sicher und vertrauensvoll du bist. Die Antworten können dir helfen, dich besser wahrzunehmen und einzuschätzen.
Zu einem späteren Zeitpunkt können die Antworten durchaus anders aussehen, also schau immer wieder darauf.

Was gibt dir ein Gefühl von Sicherheit und Vertrauen?

Wie strukturierst du deinen Tag?
Gibt es bestimmte Abläufe, Gewohnheiten und Rituale?

In welchen Bereichen und Situationen bist du geduldig und ausdauernd?

Hast du einen Traum, den du jetzt oder später verwirklichen möchtest?

DU KANNST DEINE DRACHEN BESIEGEN!

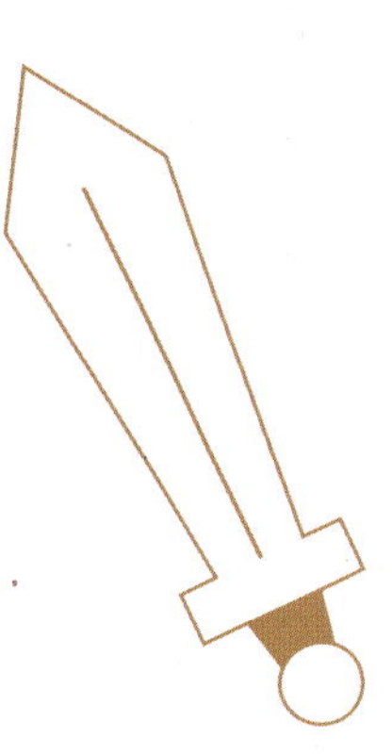

MEINE MEINUNG

Das Wurzelchakra erinnert mich an einen Baum. Er ist tief verwurzelt in der Erde und wächst mit Hilfe von Licht und Wasser nach oben in Richtung Himmel. Ob es stürmt, regnet, schneit oder die Sonne scheint, er steht fest und lässt sich nicht entwurzeln. Mit seinen Blättern und Zweigen ist er den Wettereinflüssen ausgesetzt. Seine Blätter fallen im Herbst ab, neue Blätter kommen im Frühling.

So kann man das Wurzelchakra auch verstehen. Ein liebevolles und positives Umfeld, auf das du bauen und vertrauen kannst.

Deine Familie und deine Freunde können deine großen Wurzeln sein. Kleine Wurzeln können alles sein, was du dir aus eigener Kraft schaffst und dir Sicherheit und Stabilität gibt. Es lohnt sich also, sich genau zu beobachten. Manchmal kann es sehr stürmisch werden im Leben. Es kann ganz schön an dir ziehen und zerren. Du kannst traurig, wütend und enttäuscht von anderen, aber auch von dir selbst sein. Ein starkes Wurzelchakra kann hier hilfreich sein.

Ich muss mich zum Beispiel sehr in Geduld üben. Meine vielen Ideen würde ich am liebsten alle auf einmal umsetzten, was aber nicht geht. So lerne ich täglich zu unterscheiden, was jetzt wichtig ist. Ich vertraue darauf, dass alles seinen Zeitpunkt hat. Ist der richtige Zeitpunkt gekommen, dann kommen die Dinge von alleine in Fluss.

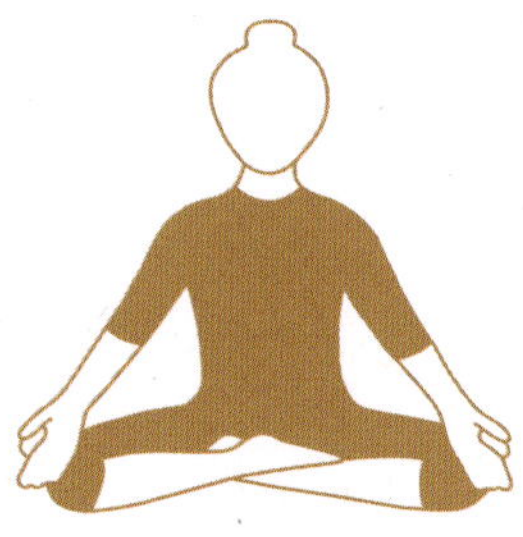

ICH BIN.

DIE SCHATZSUCHE

IM SAKRALCHAKRA

Eine Schülerin berichtet: „Voller Freude und mit viel Einsatz habe ich in der Schule ein Referat über Elefanten gemacht. Es machte mir wirklich sehr viel Spaß. Ich war ziemlich stolz. Der Lehrer bewertete das Referat mit der Note vier. Das machte mich unglücklich und unzufrieden. Noch lange Zeit danach glaubte ich, keine guten Referate schreiben zu können. Immerzu musste ich an die schlechte Note denken. Ich hatte die Bewertung meines Referates wichtiger genommen als die Freude an der Vorbereitung. Ich hatte für mich das Beste mit Spaß gemacht und keine Bewertung von außen sollte mir diese Freude nehmen."

Es ist nicht leicht auszuhalten, wenn Menschen uns negativ bewerten (wie Lehrer, Eltern, Freunde oder Klassenkameraden). Gerade in der Schule ist es nicht immer leicht, seine Arbeiten mit voller Freude zu machen, außer in den Lieblingsfächern. Jeder möchte gute Noten haben. Man weiß oft, was der Lehrer hören möchte, damit man eine gute Note bekommt. Nicht immer stimmt deine Meinung mit der des Lehrers überein. Deswegen finde ich es besonders wichtig zu wissen, dass es unterschiedliche Sichtweisen zu einer Sache gibt. Und dass niemand deine Freude an irgendetwas bewerten kann.

Ich bin gekränkt. Ein Bekannter von mir meldet sich über einen längeren Zeitraum nicht. Ich fühle mich vernachlässigt und bin sauer. Zufällig treffen wir uns auf einem Yoga-Workshop wieder. Meine ganze Konzentration und Aufmerksamkeit sind beim Yoga. Der Yoga-Workshop macht mir riesigen Spaß.
Meinen Bekannten begrüße ich freundlich in der Pause. Ich erfahre, dass er gerade viel zu arbeiten hat. Ich vergesse meine düsteren Gedanken. Zum Abschluss verabschieden wir uns herzlich voneinander. Ich erkenne, dass sein Verhalten nichts mit mir zu tun hat. Er ist einfach mit sich selbst beschäftigt gewesen.

Sicher kennst du das Gefühl: Du möchtest mehr Zeit mit Freunden verbringen, aber sie melden sich nicht. Du hast dich vielleicht schon öfter gemeldet, aber leider kam keine Reaktion. Und schon bildet sich eine große dunkle Wolke in deinem Kopf. Traurig oder auch ärgerlich machst du dir negative Gedanken über den anderen und eventuell auch über dich.

Du darfst deine düsteren Gedanken und Gefühle haben. Schau, dass du sie nicht zu lange festhältst. Gut ist es, wenn du irgendwann mit diesem Menschen in Kontakt kommst. Miteinander sprechen und fragen, wie es dem anderen geht, ist wichtig. Schau, wie es sich danach entwickelt.

Es gab unangekündigte Bauarbeiten in meinem Yogaraum. Die Yogamaterialien wurden komplett verschoben. Bevor ich mich ärgerlich bei der Gemeindesekretärin darüber beschwere, schlief ich eine Nacht darüber. Ich ließ mir einfach Zeit. Am nächsten Tag gab es im Yogaraum eine Überraschung: Die Yogamaterialien waren an einen anderen und viel besseren Platz zurückgeräumt worden. Auf diese Idee bin ich vorher nicht gekommen.

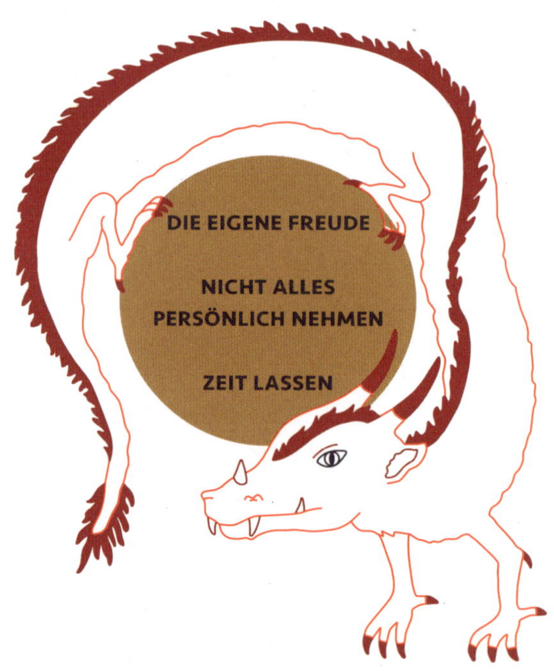

UNTERSTÜTZUNG BEI DER EIGENEN SCHATZSUCHE

Die folgenden Fragen sollen dir dabei helfen, dich und dein Verhalten in Bezug auf das Sakralchakra zu beobachten und zu hinterfragen.
Ich habe dir viel Platz gelassen, damit du deine Antworten aufschreiben kannst. Je besser du dich kennst und je bewusster du dich wahrnimmst, desto leichter wird es dir fallen, hinter eine Situation zu schauen. Das hilft dir, schneller den Schatz hinter einem unangenehmen Erlebnis zu erkennen. Versuche, die Fragen ehrlich zu beantworten. Sie verschaffen dir einen Eindruck davon, wie stabil, lebensfroh, gesund und vital du bist. Die Antworten können dir helfen, dich besser wahrzunehmen und einzuschätzen.
Zu einem späteren Zeitpunkt können die Antworten durchaus anders aussehen, also schau immer wieder darauf.

Wie oft und wie lange machst du bewusst eine Pause am Tag?

Was gibt dir am Tag Energie?

Schreibe mindestens sieben Sachen auf, die dir Freude machen.

Was macht dein Leben wertvoll?

DU KANNST DEINE DRACHEN BESIEGEN!

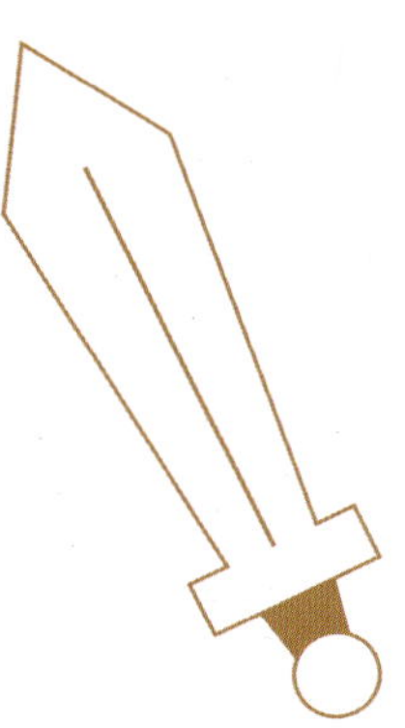

MEINE MEINUNG

Wenn deine Wurzeln fest im Boden verankert sind, kannst du darauf ein Haus bauen. Das Haus ist für mich ein schönes Symbol für das Sakralchakra.

In meinem Haus kann ich alle Dinge machen, die mir persönlich guttun. Ich lade meine Familie und meine Freunde ein. Ich teile mit ihnen mein Leben. Ich mache mein Haus innen und außen schön. Das bedeutet, dass ich bei Menschen, die ich liebe und die mich lieben, so sein darf, wie ich mich fühle. Alle meine Gefühle darf ich zeigen.

Du wirst das kennen. Deinen Eltern und Geschwistern gegenüber bist du manchmal ungerecht, muffelig und schlecht gelaunt. Dafür teilst du auch alle schönen Gefühle mit ihnen, zum Beispiel deine Liebe, deine Freundlichkeit, die Freude auf eine gemeinsame Reise, über eine gute Note, über deine Erfolge. Hier fühlst du dich wohl, kannst deinen kreativen Hobbys nachgehen oder wirst darin unterstützt, zum Beispiel zum Yoga zu gehen. Wahrscheinlich bekommst du Taschengeld und kannst dir Sachen kaufen, die dir gefallen.

Mit deinen Freunden triffst du dich in deinem Zimmer und teilst ähnliche Interessen mit ihnen. Ihr tauscht euch aus, feiert Feste und freut euch aneinander. Natürlich ist auch hier nicht immer alles so, wie du es dir wünschst. Du möchtest vielleicht mehr, als deine Eltern dir geben möchten. Deine Freundin oder dein Freund trifft sich vielleicht öfter mit anderen. Es kommen Gefühle hoch, die dir nicht gefallen.

Auch das gehört zum Sakralchakra. Gefühle kommen und gehen auch wieder. Schau hin, was du machen kannst, damit es dir persönlich gut geht.

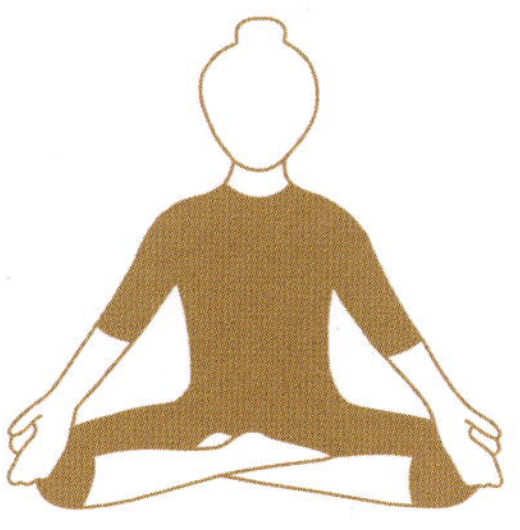

ICH FÜHLE.

DIE SCHATZSUCHE

IM SOLARPLEXUS- ODER NABELCHAKRA

Ich frage eine gute Yogalehrerin nach geeigneten Übungen für bestimmte Krankheiten. Sie möchte mir keine Informationen geben. Sie glaubt, dass ich dafür nicht genügend Vorwissen habe. Ich ziehe mich zurück, behalte meinen Ärger für mich und versuche, die Informationen über andere Lehrer und Bücher zu bekommen. Im ersten Ärger will ich ihren Unterricht nicht mehr besuchen. Obwohl ich mich geärgert habe, schaffe ich es, ihre Antwort anzunehmen. Ich gehe weiter in ihren Unterricht.

Es ist gut zu wissen, dass es viele Wege für Informationen gibt. Du bist nicht von einem Menschen abhängig. Auch wenn du nicht der gleichen Meinung bist wie ein anderer Mensch, muss nicht alles andere auch schlecht sein.

Eine Kollegin von mir kommt bei jeder Verabredung zu spät. Leider komme ich auch zu spät, wenn sie mich mit ihrem Auto abholt. Auf einer gemeinsamen Fortbildung üben wir auf unseren Yogamatten nebeneinander. Am zweiten Tag kommt sie wieder zu spät. Ich möchte ihr eine Yogamatte und die Hilfsmittel hinlegen, obwohl ich dann dem Unterricht nicht mehr folgen kann.
Plötzlich erkenne ich, dass ich für sie keine Verantwortung übernehmen muss. Mich lenkt es vom Unterricht ab. Es ist ihre Entscheidung, zu spät zu kommen und dafür alle Konsequenzen zu tragen.
Ich entscheide freundlich, dass sie die eigene Verantwortung für ihre Sachen und ihre Situation übernimmt. Ich kann mich weiterhin auf den Workshop konzentrieren.

Biete Hilfe an, wenn jemand Hilfe braucht. Am besten schaust du, wann es nötig sein kann, und frage ruhig vorher.

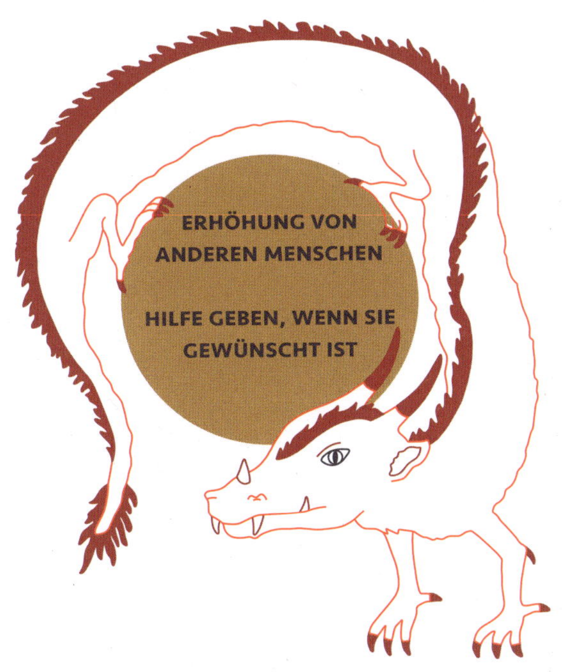
ERHÖHUNG VON
ANDEREN MENSCHEN
HILFE GEBEN, WENN SIE
GEWÜNSCHT IST

UNTERSTÜTZUNG BEI DER EIGENEN SCHATZSUCHE

Die folgenden Fragen sollen dir helfen, dich und dein Verhalten in Bezug auf das Solarplexus- oder Nabelchakra zu beobachten und zu hinterfragen.
Ich habe dir viel Platz gelassen, damit du deine Antworten aufschreiben kannst. Je besser du dich kennst und je bewusster du dich wahrnimmst, desto leichter wird es dir fallen, hinter eine Situation zu schauen. Das hilft dir, schneller den Schatz hinter einem unangenehmen Erlebnis zu erkennen. Versuche, die Fragen ehrlich zu beantworten. Sie verschaffen dir einen Eindruck davon, wie du dich selbst einschätzt und zu welcher individuellen Persönlichkeit du dich entwickelst. Die Antworten können dir helfen, dich besser wahrzunehmen und einzuschätzen.
Zu einem späteren Zeitpunkt können die Antworten durchaus anders aussehen, also schau immer wieder darauf.

Was kannst du besonders gut?
Gibt es etwas, worauf du besonders stolz bist?

Kannst du deine Gefühle, wie Freude, Wut, Trauer, Zuneigung, Liebe, Vertrauen und andere, zeigen?
Bei wem?

Was möchtest du Gutes in deinem Leben tun?

DU KANNST DEINE DRACHEN BESIEGEN!

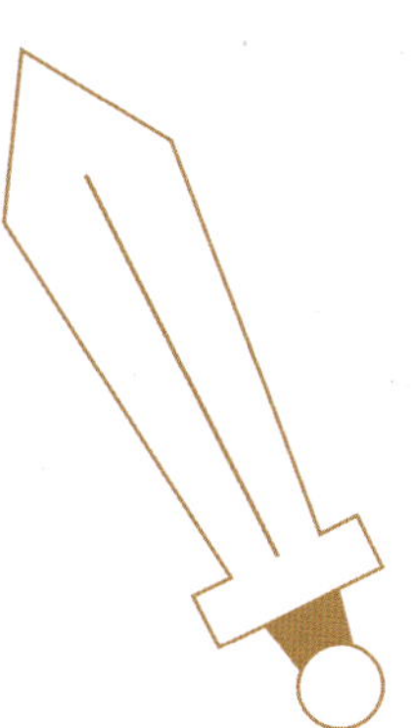

MEINE MEINUNG

Eine starke Persönlichkeit zu werden kann ein längerer Weg sein. Nimm dir Zeit dafür.
Sind deine Voraussetzungen gut gewesen, das heißt, bist du von Anfang an in deiner Persönlichkeit unterstützt und gestärkt worden, ist es leichter. Aber auch die meisten Erwachsenen, also auch deine Eltern, lernen sich selbst immer noch kennen und brauchen Zeit. Es kann sein, dass sie manchmal ihre eigenen Wünsche an dich weitergeben. Sie denken vielleicht, dass es dir auch guttun könnte.
Probiere also viele verschiedene Sachen aus, um herauszufinden, was dich ausmacht. Vielleicht bestimmst du gerne? Vielleicht machst du am liebsten Sachen in einer Gruppe? Bist du gerne alleine und tüftelst vor dich hin? Bist du eher chaotisch oder liebst du die Ordnung? Welche Sinne sind dir am liebsten? Sehen (zum Beispiel, um zu lesen), Hören (zum Beispiel, um Musik zu machen), Fühlen (zum Beispiel, um Yoga zu machen) oder Schmecken (zum Beispiel, um zu kochen)? Du siehst, es gibt viele Möglichkeiten, um herauszufinden, was zu dir passt.
Ich selbst habe schon immer super gerne gelesen, gekocht und mich bewegt. Außerdem übernehme ich gerne Verantwortung und unterstütze sehr gerne Menschen in ihrer persönlichen Entwicklung.

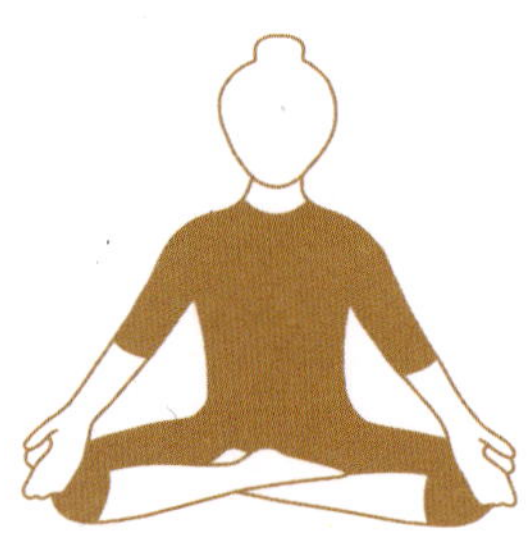

ICH TUE.

DIE SCHATZSUCHE

IM HERZCHAKRA

Deine Eltern haben sich getrennt, weil sie sich nicht mehr lieben. Trotz der Trennung wirst du immer das Kind von beiden Elternteilen bleiben – egal, wie gut du dich mit ihnen verstehst oder nicht. Du machst jetzt mit jedem Elternteil alleine Gespräche, Urlaube, Übernachtungen und andere Unternehmungen. Es ist anders, aber kann auch in Ordnung sein. Du darfst beide Elternteile weiterhin lieben.

Es ist sehr traurig, wenn sich deine Eltern zu einer Trennung entschlossen haben. Sie scheinen keinen anderen Weg gefunden zu haben. Mit deiner Person und deinem Verhalten hat das nichts zu tun. Wahrscheinlich wünschst du dir noch lange, dass sie wieder zusammenkommen. Diese Entscheidung kannst du leider nicht treffen.

Im Yogaunterricht erwähne ich im Abschlusskreis meinen Mann Andreas namentlich. David fragt, wer Andreas ist. Ich teile mit, dass er mein Mann ist. Er fragt: „Wie lange lebt ihr schon zusammen?“ Ich antworte ihm: „Seit 24 Jahren.“ „Und ihr liebt euch immer noch?“ Ich erwidere: „ Ja, ich würde sagen, unsere Liebe wird immer tiefer und intensiver.“ Er gratuliert mir.
Du siehst, es ist möglich, eine Liebe zu leben. Die Verliebtheit fliegt einem oft zu und du darfst dich auch ruhig öfter verlieben. Wenn die Zeit einer Liebe kommt, hat man schon einiges zusammen erlebt und nicht nur schöne Dinge. Es sind einem schon einige Drachen begegnet. Mit dem Schwert der Klarheit, der Verbundenheit und dem Gespräch kann man den Schatz entdecken.

Für eine gemeinsame Liebe müssen beide Partner eine Menge tun. Auch du kannst etwas dafür tun, damit eine Liebe entsteht und wächst.
Lerne dich gut kennen. Liebe und akzeptiere dich mit deinen hellen und dunklen Seiten.

Ich beobachte, wie ein Junge mit seiner Schwester auf der Straße spielt. Die Mutter lehnt rauchend auf der Fensterbank und schaut zu. Sie wirkt grimmig und unfreundlich auf mich. Er ruft seiner Mutter zu, dass sie schauen soll, was er macht. Unwirsch gibt sie ihrem Sohn ein paar Antworten. Ich denke beim Vorbeigehen: „Armer Junge!"
In diesem Moment wendet der Junge sich zu seiner Mutter hin und sagt: „Mama, ich liebe dich!" Die Mutter wird weich und lächelt. Der Junge liebt seine Mutter. Er kann ihr das zeigen, auch wenn die Mutter gerade sehr schlecht gelaunt ist.

Oft bildet man sich schnell eine Meinung über Situationen. Je nachdem, wie man gestimmt ist, wertet man etwas ab oder auf. Oft lohnt es sich, Menschen und Situationen einfach nur zu beobachten und sein Herz dabei zu öffnen.

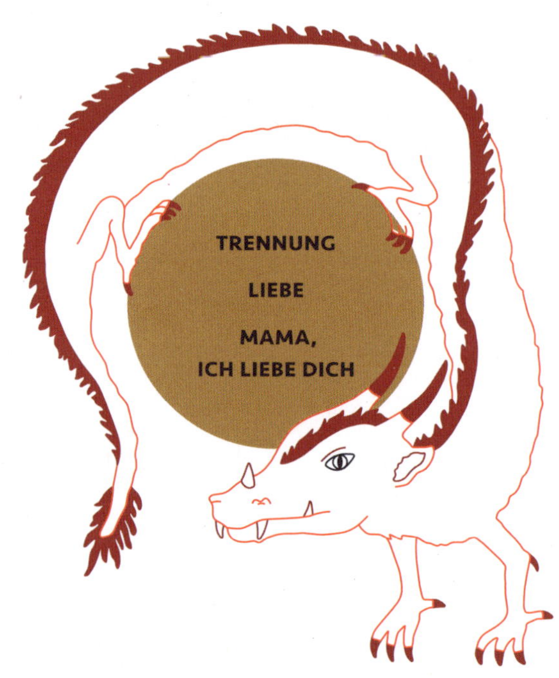

UNTERSTÜTZUNG BEI DER EIGENEN SCHATZSUCHE

Die folgenden Fragen sollen dir helfen, dich und dein Verhalten in Bezug auf das Herzchakra zu beobachten und zu hinterfragen.
Ich habe dir viel Platz gelassen, damit du deine Antworten aufschreiben kannst. Je besser du dich kennst und je bewusster du dich wahrnimmst, desto leichter wird es dir fallen, hinter eine Situation zu schauen. Das hilft dir, schneller den Schatz hinter einem unangenehmen Erlebnis zu erkennen. Versuche, die Fragen ehrlich zu beantworten. Sie verschaffen dir einen Eindruck davon, wie sehr du dich und andere lieben kannst. Die Antworten können dir helfen, dich besser wahrzunehmen und einzuschätzen.
Zu einem späteren Zeitpunkt können die Antworten durchaus anders aussehen, also schau immer wieder darauf.

Was liebst du an dir am meisten?

Welche Menschen liebst du und warum?

Was machst du, damit es friedlich und liebevoll in deinem Leben ist?

Woran hast du Freude in deinem Leben? Kannst du diese Freude mit anderen teilen?

DU KANNST DEINE DRACHEN BESIEGEN!

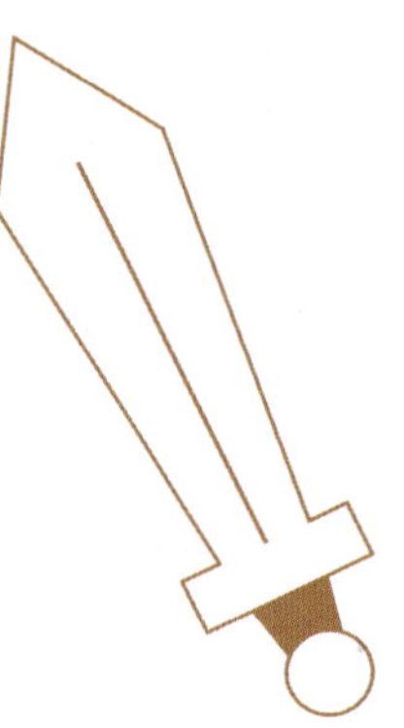

MEINE MEINUNG

Sein Herz zu öffnen ist eine besondere Kunst. Es ist oft viel leichter, mit Leistung, zum Beispiel durch gute Noten, Arbeitseinsatz, „intelligente" Antworten oder viel Wissen zu glänzen. Leistung erbringen erfolgt mit Hilfe deiner Gedanken und deiner Einsatzbereitschaft. Du hast gute Chancen, für viel Einsatz sehr bewundert und gelobt zu werden. Du kannst dich mit anderen vergleichen und dich besser, aber auch schlechter fühlen. Und warum auch nicht?

Die Öffnung deines Herzen ist jedoch eine ganz persönliche Angelegenheit. Sie verbindet dich mit deinem eigenen Inneren und deinen Gefühlen. Du sprichst deine Wünsche und deine Hoffnungen an andere Menschen aus und weißt nicht, wie sie angenommen werden. Du zeigst dich sehr offen.

Ich persönlich finde das sehr beeindruckend und großartig. Du hast die Möglichkeit, Wärme, Zuneigung und wirkliche Tiefe zu finden, aber es kann auch sein, dass deine Wünsche nicht erfüllt werden. Mich berühren offene Menschen immer sehr. Ich freue mich, wenn wieder neue offenherzige Menschen in mein Leben treten. So lerne ich, auch mein Herz immer mehr zu öffnen. Mich beeindruckt das mehr als jede gute Note oder Leistung.

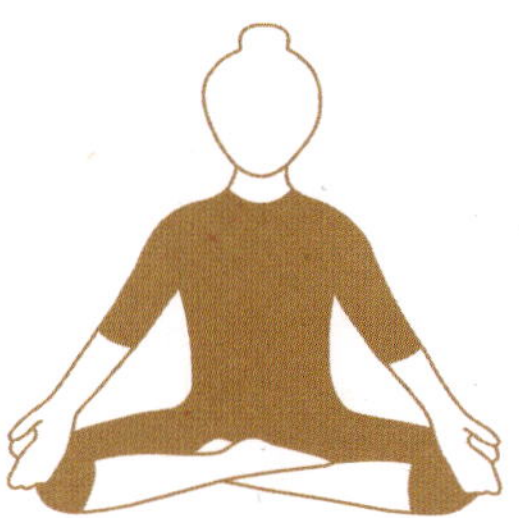

ICH LIEBE.

DIE SCHATZSUCHE

IM HALS- ODER KEHLKOPFCHAKRA

Eine erwachsene Yogaschülerin gibt mir oft ungefragt Hinweise und Ratschläge. Sie fordert mich auf, die Dinge so zu machen, wie sie es für richtig hält. Mich ärgert es, dass ich nicht gefragt werde, ob ich Hilfe möchte. Es vermittelt mir das Gefühl, dass es nicht richtig ist, was ich tue. Ich fühle mich negativ bewertet und nicht unterstützt.
Ich erkenne, dass ich mich öffnen muss. Da die Schülerin nicht weiß, wie ich mich fühle, muss ich es ihr sagen, auch wenn es mir nicht leichtfällt. Ich grenze mich freundlich und bestimmt ab.
Ich habe die Möglichkeit zu sehen, dass die Schülerin die besten Absichten hat. Sie hat gute Ideen und möchte mich unterstützen! Vielleicht kann ich sie manchmal nach ihren Ideen fragen.

Kennst du das? Einige Erwachsene möchten dir sicher öfter gute Tipps und Hinweise geben. Fühle genau hin, wann du dich mit dem Tipp nicht gut fühlst und vielleicht eine andere Idee hast. Sprich darüber.

Jessicas Freundin ließ sie bei den Vorbereitungen knapp vor den Prüfungen zum mittleren Schulabschluss (MSA) hängen. Sie hat sich darüber sehr geärgert und ist verletzt. Sie muss sich kurzfristig andere Schüler zum Zusammenarbeiten suchen.
Sie schafft ihren MSA auch ohne ihre Freundin sehr gut. Die Erfahrung ist, dass man sein Ziel auch auf Umwegen erreichen kann.

Das ist Jessicas Erkenntnis: „Im Nachhinein hat es sich als Vorteil erwiesen, dass ich mich auf eine komplett neue Situation einlassen musste. Auf diese Weise musste ich meine Komfortzone verlassen. Es hat mir gezeigt, dass sich fast jede Situation, so ausweglos sie am Anfang erscheint, verbessern lässt. Auch dass ich nicht aufgeben darf, nur weil ein Weg nicht das gewünschte Ziel hatte."

Auf einem englischsprachigen Yoga-Workshop bin ich die Einzige, die sich meldet, um eine deutsche Übersetzung zu bekommen. Es ist mir ziemlich unangenehm. Mir wird klar, dass ich auf eine Übersetzung nicht verzichten kann. Also atme ich tief durch und entscheide mich dafür zu akzeptieren, dass ich etwas nicht kann, was alle anderen können. Ich bekomme eine komplette Übersetzung für mich alleine und kann alles gut verstehen.

Es ist mutig zu zeigen, dass du etwas nicht kannst. Trau dich!

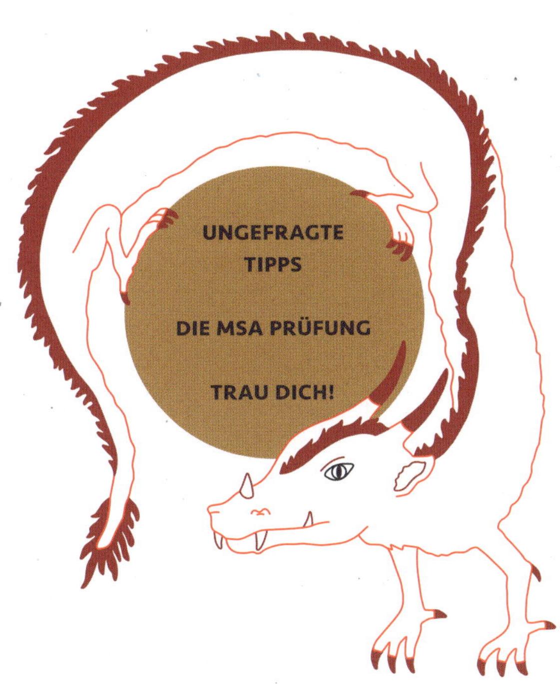

UNTERSTÜTZUNG BEI DER EIGENEN SCHATZSUCHE

Die folgenden Fragen sollen dir helfen, dich und dein Verhalten in Bezug auf das Hals- oder Kehlkopfchakra zu beobachten und zu hinterfragen.
Ich habe dir viel Platz gelassen, damit du deine Antworten aufschreiben kannst. Je besser du dich kennst und je bewusster du dich wahrnimmst, desto leichter wird es dir fallen, hinter eine Situation zu schauen. Das hilft dir, schneller den Schatz hinter einem unangenehmen Erlebnis zu erkennen. Versuche, die Fragen ehrlich zu beantworten. Sie verschaffen dir einen Eindruck davon, wie du dich ausdrückst und mit anderen Menschen ins Gespräch kommst. Die Antworten können dir helfen, dich besser wahrzunehmen und einzuschätzen.
Zu einem späteren Zeitpunkt können die Antworten durchaus anders aussehen, also schau immer wieder darauf.

Welche deiner Gefühle kannst du leicht äußern und welche deiner Gefühle kannst du nicht so gut äußern?

Weißt du, wann es an der Zeit ist, auch mal still zu sein und nachzuspüren? Nenne ein oder mehrere Beispiele.

Kreativität ist ein Ausdruck deiner Person. In welchem Bereich bist du kreativ?

Sprichst du die Sprache deines Herzens? Was könnte das bedeuten?

DU KANNST DEINE DRACHEN BESIEGEN!

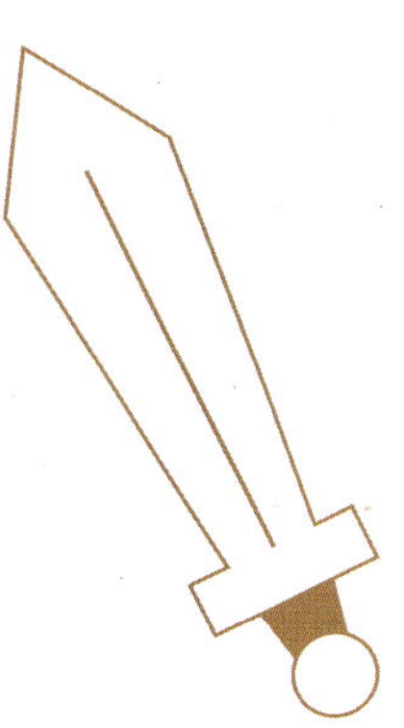

MEINE MEINUNG

Es gibt viele verschiedene Sprachen. Ich meine damit nicht die internationalen Sprachen. Wenn du Freude an fremden Sprachen hast, kannst du sie leicht lernen. Es ist gut, wenn du in der Sprache der Wörter zu Hause bist. Du kannst dich ausdrücken und mit anderen verständigen. Es beinhaltet, dass du nicht nur selbst sprichst, sondern auch den Worten der anderen zuhören kannst. Du teilst Sachinhalte oder auch Gefühle mit.

Aber es gibt noch anderen Sprachen. Ich meine die Sprache der Augen, des Körpers und des Herzens. Bei Sachinhalten werden wir in der Regel gut verstanden. Du weißt, was gemeint ist, wenn du aufgefordert wirst, zum Beispiel ein Buch zu holen, deine Hausaufgaben zu machen, beim Aufräumen zu helfen und so weiter.

Ist der Inhalt der Worte aber mit Gefühlen verbunden, wird es schon schwieriger. Einem Mädchen oder einem Jungen zu sagen, dass man in sie oder ihn verliebt ist, traut man sich nicht unbedingt. Auch einem sehr strengen Lehrer zu sagen, dass man sich ungerecht behandelt fühlt, ist nicht unbedingt einfach.

Je nachdem, was für ein Mensch du bist, zeigst du deine Gefühle mehr oder weniger. Wenn du einen Vortrag in der Schule hältst, kannst du sehr aufgeregt sein und plötzlich fehlen dir manchmal die richtigen Worte. Keine Sorge, sie kommen wieder. Wenn du verliebt bist, brauchst du nicht immer Worte. Du sprichst die Worte des Herzens. Bei Wut kann dein Körper vollen Einsatz zeigen. Deine Augen blitzen, dein Gesicht zeigt viel Mimik, deine Stimme wird lauter und manchmal kommt es sogar zu einer Prügelei.

Beobachte dich genau und lass dir viel Zeit. Bei so vielen Sprachen wirst du deine Möglichkeiten finden, dich auszudrücken. Entscheidend ist, dass du den Respekt vor dir und anderen im Auge behältst. Keine Sprache ist mehr wert als die andere. Alles hat seinen richtigen Zeitpunkt. Du wirst deinen finden.

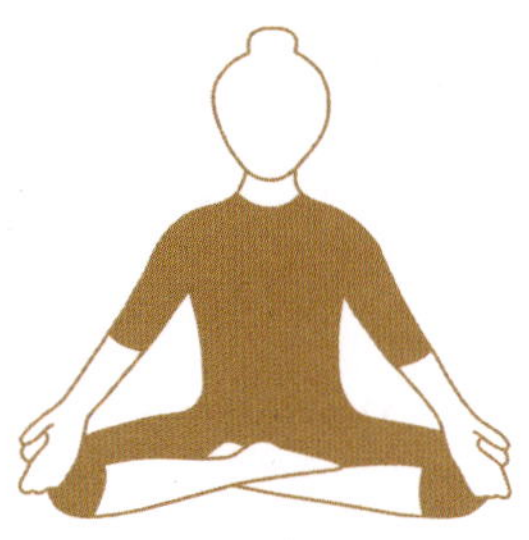

ICH SPRECHE.

DIE SCHATZSUCHE

IM STIRNCHAKRA

Für mich wird das Stirnchakra immer dann aktiviert, wenn ich merke, dass alles 100 Prozent stimmt. Es gibt keine Zweifel, sondern nur Gewissheit, dass alles in der richtigen Ordnung ist.

Ich spüre es besonders deutlich, wenn ich Menschen eine Reiki-Behandlung gebe. Reiki ist eine Heil- und Entspannungsmethode. Bei einer Reiki-Behandlung wird Energie, die uns umgibt, kanalisiert. Ich halte meine Hände vom Kopf bis zum Fuß kurze Zeit an bestimmte Stellen des Körpers. So gebe ich Energie ab, die man oft in Form von Wärme spürt. Es ist sehr angenehm und entspannend. Bei der Reiki-Behandlung wird nicht gesprochen.
Es ist deutlich zu spüren, wie sich durch diese Energieübertragung immer mehr Ruhe und Entspannung ausbreiten.

UNTERSTÜTZUNG BEI DER EIGENEN SCHATZSUCHE

Die folgenden Fragen sollen dir helfen, dich und dein Verhalten in Bezug auf das Stirnchakra zu beobachten und zu hinterfragen.
Ich habe dir viel Platz gelassen, damit du deine Antworten aufschreiben kannst. Je besser du dich kennst und je bewusster du dich wahrnimmst, desto leichter wird es dir fallen, hinter eine Situation zu schauen. Das hilft dir, schneller den Schatz hinter einem unangenehmen Erlebnis zu erkennen. Versuche, die Fragen ehrlich zu beantworten. Sie verschaffen dir einen Eindruck davon, wie vertrauensvoll und lernbereit du bist. Die Antworten können dir helfen, dich besser wahrzunehmen und einzuschätzen.
Zu einem späteren Zeitpunkt können die Antworten durchaus anders aussehen, also schau immer wieder darauf.

Woran erkennst du, ob jemand vertrauenswürdig ist oder nicht?

Kannst du dich abgrenzen gegen Menschen, die dir nicht guttun? Wie machst du das?

Welche Dinge möchtest du für dein Leben noch wissen und lernen?

DU KANNST DEINE DRACHEN BESIEGEN!

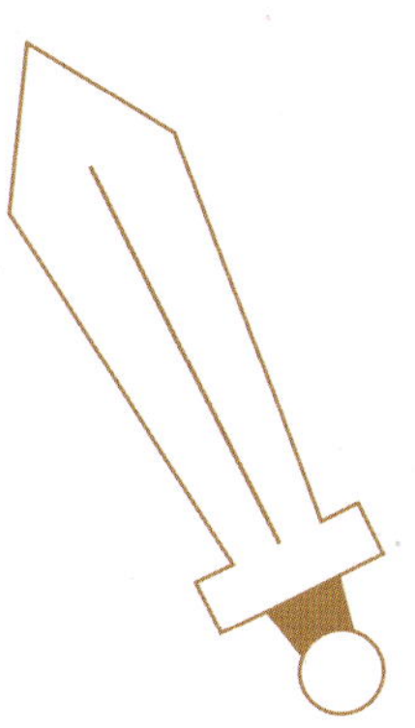

MEINE MEINUNG

Sein inneres Wesen kennenzulernen braucht sehr viel Zeit und immer wieder die Beobachtung deiner eigenen Person. Du lebst in einem Umfeld mit anderen Menschen zusammen und triffst auf andere Menschen außerhalb deiner Familie. Du machst mit unterschiedlichen Menschen viele Erfahrungen, schöne und nicht so schöne. All das hat einen großen Einfluss auf dich und dein ganz persönliches Wesen. Du kannst immer wieder etwas über dich selbst lernen, wenn du dafür offen bist. Das hört das ganze Leben lang nicht auf.

Meiner Erfahrung nach erfährt man im Leben immer wieder ähnliche Situationen, bis man verstanden hat, was sie für einen bedeuten. Das wird dich sehr lebensklug machen.

Du wirst dich gut kennenlernen und auch die Fähigkeit entwickeln, mitfühlend mit anderen Menschen zu sein. Das könnte dein ganz persönlicher Beitrag für eine positive Welt sein.

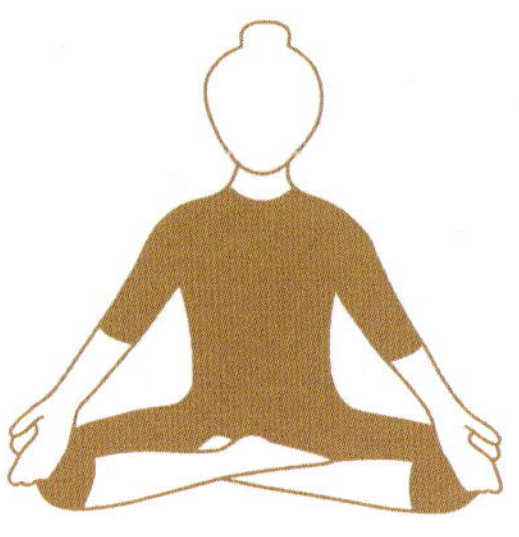

ICH SEHE.

DIE SCHATZSUCHE

IM KRONEN- ODER SCHEITELCHAKRA

Das Kronenchakra ist ein besonderes Chakra.

Ich komme von meiner Arbeit nach Hause. Mein Kopf ist voller Gedanken. Ich schaue von meinem Zimmer auf eine sehr große Fläche voller Bäume. Ich setze mich in vollkommener Stille im Schneidersitz auf den Boden und schaue hinaus. Ich sehe die Natur, die grünen Bäume und das Sonnenlicht. Ich höre die Vögel zwitschern und das Rauschen des Windes. Nach einer Weile schließe ich die Augen. Es breitet sich sehr langsam ein unbeschreibliches Gefühl von Glück und vollkommenem Einssein aus. Ich fühle mich mit allem in der Welt verbunden.

UNTERSTÜTZUNG BEI DER EIGENEN SCHATZSUCHE

Die folgenden Fragen sollen dir helfen, dich und dein Verhalten in Bezug auf das Kronen- oder Scheitelchakra zu beobachten und zu hinterfragen.
Ich habe dir viel Platz gelassen, damit du deine Antworten aufschreiben kannst. Je besser du dich kennst und je bewusster du dich wahrnimmst, desto leichter wird es dir fallen, hinter eine Situation zu schauen. Das hilft dir, schneller den Schatz hinter einem unangenehmen Erlebnis zu erkennen. Versuche, die Fragen ehrlich zu beantworten. Sie verschaffen dir einen Eindruck davon, wie sehr du mit der universellen Energie in Verbindung stehst. Die Antworten können dir helfen, dich besser wahrzunehmen und einzuschätzen.
Zu einem späteren Zeitpunkt können die Antworten durchaus anders aussehen, also schau immer wieder darauf.

Kannst du dir vorstellen, dass es eine Quelle gibt, von der die Menschen sich Energie holen können? Welche könnte gemeint sein?

Glaubst du daran, dass du geliebt und geschätzt wirst – genau so, wie du bist?

Wo findest du äußere und innere Schönheit? Schreibe so viel auf, wie du findest!

DU KANNST DEINE DRACHEN BESIEGEN!

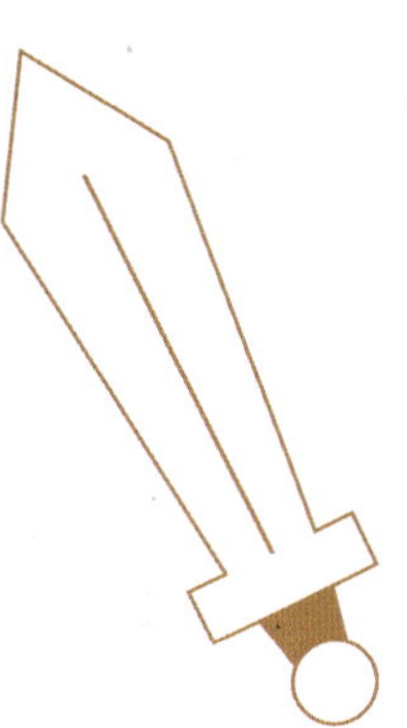

MEINE MEINUNG

Das Kronenchakra und alles, was damit verbunden ist, ist für mich schwer in Worte zu fassen. Für mich persönlich ist ganz klar, dass es eine universelle Energie gibt, die alles miteinander verbindet. Sie ist an keine Person gebunden, aber die Vorstellung, dass es „Personen" sind, hilft mir. Ich stelle mir zum Beispiel gerne Engel vor, die mich unterstützen. Aber auch die Schönheit in der Natur oder in allem Lebendigen zu sehen lässt mich an eine universelle Energie glauben.

Viele Augenblicke, die ich schon erleben durfte, waren für mich so rund und stimmig, dass ich keine anderen Wünsche und Fragen mehr hatte. Alles war perfekt! Zum Beispiel der Moment, in dem meine Kinder geboren worden sind, eine Meditation ohne Gedanken, ein Tautropfen an einem Grashalm, ein Blick in die Augen eines geliebten Menschen oder eine Umarmung.

Ich wünsche dir in deinem Leben viele solcher Augenblicke, in denen alles so richtig ist, wie du es gerade erlebst.

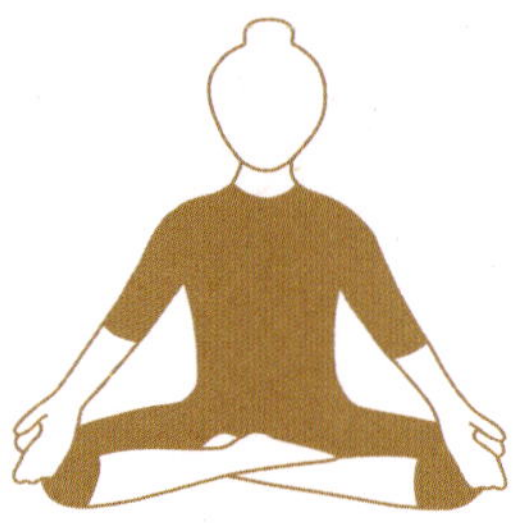

ICH VERSTEHE.

DIE SCHATZSUCHE

SCHÄTZE OHNE DRACHEN

Es gibt besondere Begegnungen, Orte und Erlebnisse, die uns wertvoll sind oder uns besonders gut gefallen. In den Yogastunden haben wir uns darüber ausgetauscht. Erstaunlicherweise fanden wir dabei sehr viele Dinge, die man nicht für Geld kaufen kann. Einiges davon habe ich für dich aufgeschrieben. Was fällt dir noch ein?

- Lesen, lesen, lesen!
- Nach der Schule nach Hause fahren
- Den Schultag geschafft haben
- Schlafen!
- Schönes warmes Wetter
- Musik hören und Musik machen
- Bei Gewitter drinnen sitzen
- Ein so gutes Buch lesen, dass man nicht mehr aufhören kann
- Leben
- Ins Wasser springen, wenn es heiß ist
- Feuer
- Zu Hause im Warmen sein, wenn es regnerisch und kalt ist
- Die Luft bei Regen, die Meeresluft und kühle Luft an heißen Sommertagen
- Am Strand im Sand laufen
- Sich auf den Geburtstag freuen
- Warmes Essen im Winter
- Im Sommer auf der Wiese sitzen
- Pilze sammeln
- An Weihnachten die halbe Familie treffen
- Wochenende
- Yoga
- Schlittenfahren
- Abends mit der Familie grillen
- Der Wald
- Mit Katzen spielen
- Frisch gemähtes Gras
- Aufführungen in der Schule
- Kochen und gemeinsam essen
- Der erste Schnee
- Tautropfen an Grashalmen
- Umarmungen
- Meditieren

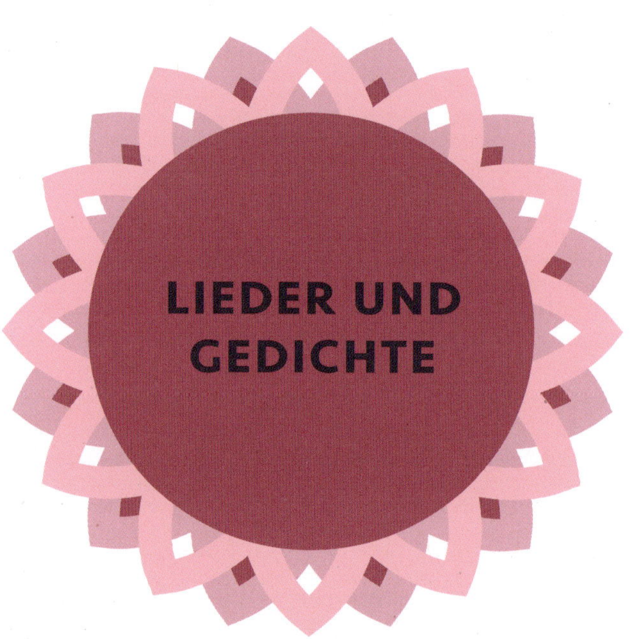

LIEDER UND GEDICHTE

AUF der Welt sind den Menschen überall Drachen vertraut. Der Drache steht in diesem Buch als Symbol für eine schwierige oder ungeliebte Situation.

In der Literatur, im Film und in der Musik lesen, sehen und hören wir öfter von schwierigen Situationen. Der *Drache* steht als Zeichen für diese Situationen. Mit dem Blick auf den *Schatz* dahinter wollen uns die Künstler Mut machen. Ich habe Songtexte, Gedichte oder Kraftsätze zu den entsprechenden Chakren aufgeschrieben.

Die *Kraftsätze* habe ich mir ausgedacht. Durch ständiges Wiederholen sollen sie deine Gedanken in eine positive Richtung lenken. Beim Einschlafen, Aufwachen oder während des Tages denke oder sprich den Kraftsatz, so oft du magst. Du kannst ihn auch aufschreiben oder aufmalen und immer mit dir herumtragen. Mit dem Kraftsatz *Ich habe Kraft, die alles schafft* habe ich, mit regelmäßigem Üben, eine schwierige Yogahaltung geschafft.

In der Yogastunde verbinden wir nach der Meditation den Kraftsatz mit einer *Mudra*. Die Handrücken liegen auf den Oberschenkeln. Der Daumen wird nacheinander von den Fingern berührt, beginnend mit dem Zeigefinger. Du arbeitest mit beiden Händen gleichzeitig. Natürlich kannst du es auch mit einer Hand nach der anderen machen. Dabei sprechen wir gemeinsam den Kraftsatz. *Wir sprechen laut, die Augen sind offen. Wir werden leiser, die Augen sind offen. Wir denken den Satz, die Augen sind offen. Wir denken den Satz mit geschlossenen Augen.*

Jeder Abschluss der Yogastunden endet mit einem Kreis und folgenden Kraftsätzen: *Mögen alle Menschen glücklich sein, mögen alle Tiere glücklich sein, mögen alle Wesen glücklich sein. Ich bin glücklich, ich bin gut!*

Kraftsatz:
GROSS UND STARK WIE EIN HELD, GEHE ICH DURCH DIE WELT.

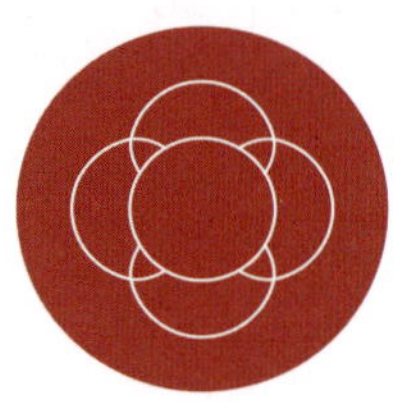

Om Gam Ganapataje namah
Ich verbeuge mich vor dem großen Gott Ganesha,
der alle Hindernisse beseitigt.
Sein Segen ist essenziell für einen guten Anfang.

Niemals die einen gegen die anderen.
Niemals die einen über die anderen.
Niemals die einen ohne die anderen.
Verfasser unbekannt

Sei freundlich mit der Erde.
Dalai Lama

Kraftsätze:

**ICH VERTRAUE MIR SELBST UND MACHE,
WAS MEINEM BAUCH GEFÄLLT!**

**ICH BIN DANKBAR JEDEN TAG,
WEIL ICH DAS LEBEN SO SEHR MAG.**

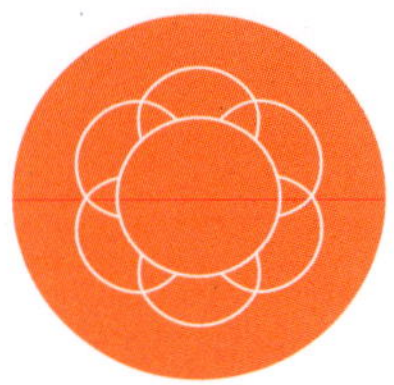

**Das Leben hat den Sinn,
den du ihm gibst**

Was macht dir Freude?
Was begeistert dich?
Welche Fähigkeiten und Talente hast du?
Was hast du anderen anzubieten?
Was berührt dich?
Was inspiriert dich?
Wovon hast du schon lange geträumt?
Was würdest du lieber als alles andere tun?
Wenn du dich trauen würdest, was würdest du tun?

Halte dich für einen Gewinner,
dann hast du die Chance, einer zu werden.
Hältst du dich jedoch für besiegt,
dann bist du es.

Immer rundherum wir reichen uns die Hände

Immer rundherum wir reichen uns die Hände,
leben, leben in Kreisen
unsere Liebe ist stark und das Leben ein Tanz.

Kraftsatz:
HERAUSFORDERUNGEN NEHME ICH AN, WEIL ICH DARAN WACHSEN KANN.

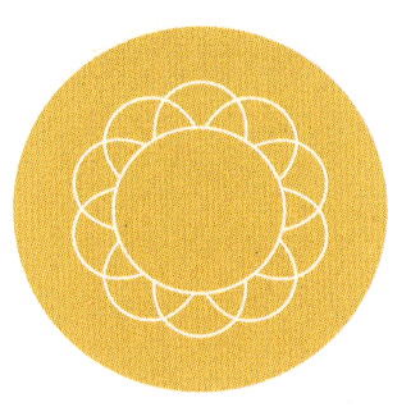

Ich atme ein, ich atme aus

Ich atme ein, ich atme aus.
Ich atme ein, ich atme aus.
Ich fühle mich wie eine Blume,
so sonnenklar und wunderbar.
Ich bin frei, ich bin frei, ich bin frei!

Lebenskunst

Auch das ist Kunst,
ist Gottes Gabe,
aus ein paar
sonnenhellen Tagen,
sich soviel Licht
ums Herz zu tragen,
daß, wenn der Sommer
längst verweht,
das Leuchten
immer noch besteht.
Johann Wolfgang von Goethe

Lebendige Kraft

Tanzend, lachend da sein,
schwebend durch den Raum
alles entgegennehmen
und sich darauf freuen,
wissend um mich und die Kraft,
die ich habe.

Kraftsatz:
ICH LIEBE DAS LEBEN, DAS LEBEN LIEBT MICH!

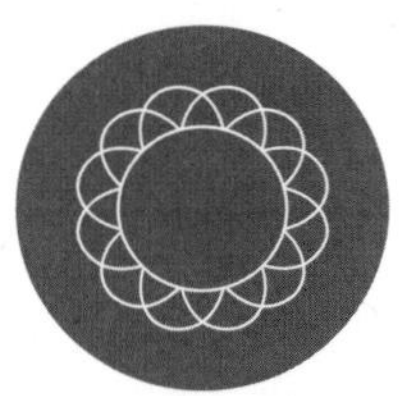

Ich lieb die kleine grüne Insel

Ich lieb die kleine grüne Insel umgeben von dem Meer,
berührt von dem Meer, umgeben von dem Meer.
Und bin ich ganz klitzeklein im Universum ganz allein?
Nein, nein, nein, nein, nein, nein, ich bin nicht allein,
nein, nein, nein, ich bin nicht allein.
Die Liebe ist mit mir.

Liebeslied

Ich bin der Hirsch und du das Reh,
Der Vogel du und ich der Baum.
Die Sonne du und ich der Schnee,
Du bist der Tag und ich der Traum.

Nachts aus meinem schlafenden Mund
Fliegt ein Goldvogel zu dir,
Hell ist seine Stimme, sein Flügel bunt.
Der singt dir das Lied voll der Liebe.
Der singt dir das Lied von mir.
Hermann Hesse

Was rau ist,
Liebe macht es weich,
macht Heldenseelen zag,
den Feigen kühn,
den Armen reich
und wandelt Nacht in Tag.
Rumi

Kraftsätze:

**ICH SPRECHE KLAR UND LAUT,
DAMIT JEDER AUF MICH SCHAUT!**

ICH KANN ES WAGEN, EINFACH ZU FRAGEN.

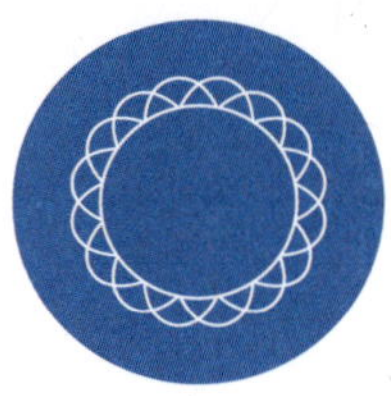

Om kali

Om kali om mata durgade ramonama
om kali om mata durgade ramonama
Shakti kundalini jagade mata
shakti kundalini jagade mata

Ein Wort ist leichter zurückgehalten als zurückgenommen.

Kraftsätze:
**MIT GEFÜHL UND VERSTAND
GEHE ICH AUF MEINEM EIGENEN WEG VORAN.**

ICH BIN VOLLKOMMEN RICHTIG, SO WIE ICH BIN!

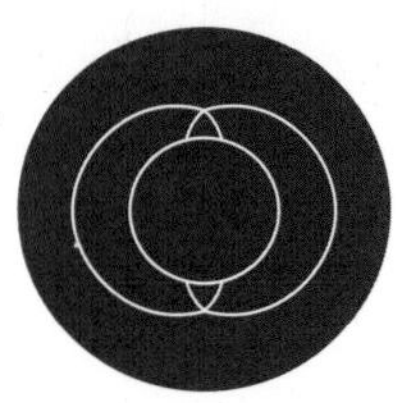

Om Shanti
Om, om, om
Shanti, shanti, shanti Om
Frieden, Frieden, Frieden
Om

Nichts Böses, nichts Schlechtes,
nichts Unglückliches
kann weiterbestehen,
wenn es in deinem Interesse,
deiner Aufmerksamkeit
und deinem Willen
keinen Platz mehr findet.

Kraftsatz:
ICH BIN EINS MIT ALLEM!

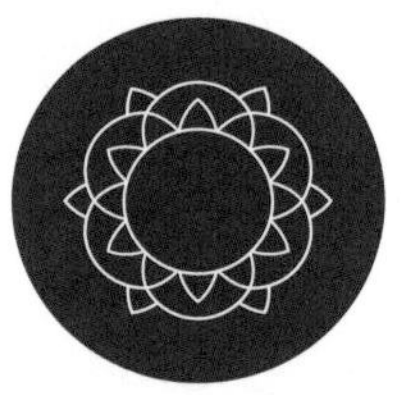

Möge Liebe

Möge Liebe, möge Liebe,
Möge Liebe in meinem Leben sein.
Möge Kraft, möge Kraft,
möge Kraft in meinem Leben sein.
Möge Vertrauen, möge Vertrauen,
möge Vertrauen in meinem Leben sein.
Möge Licht, möge Licht,
möge Licht in meinem Leben sein.
Möge Freude, möge Freude
möge Freude in meinem Leben sein.
Möge Ruhe, möge Ruhe
möge Ruhe in meinem Leben sein.
Möge Glück, möge Glück,
möge Glück in meinem Leben sein.
Möge Zufriedenheit, möge Zufriedenheit,
möge Zufriedenheit in meinem Leben sein.
Mögen diese Wünsche, mögen diese Wünsche
Mögen Wünsche für alle Menschen sein.

Gopala

Gopala, gopala devaginanda na gopala gopala,
gopala devaginanda na gopala
Devaginanda na gopala, devaginanda na gopala
devaginanda na gopala, devaginanda na gopala
Gopala, gopala devaginanda na gopala

Alles im Universum befindet sich in dir:
Frage und bitte dich selbst um alles,
was auch immer es sein mag.
Rumi

Lebenskunst

Auch ungelebtes Leben geht zu Ende,
zwar vielleicht langsamer,
wie eine Batterie in einer Taschenlampe,
die keiner benutzt.
Aber das hilft nicht viel:
Wenn man (sagen wir einmal) diese Taschenlampe
nach so und so vielen Jahren anknipsen will,
kommt kein Atemzug Licht mehr heraus
und wenn du sie aufmachst,
findest du nur deine Knochen,
und falls du Pech hast
auch diese schon ganz zerfressen.

Da hättest du
genauso gut
leuchten können!

Erich Fried

In allen Kulturen der Welt gibt es Regeln und Gebote. Die zehn Gebote der Indianer beinhalten alles aus den Lehren der Chakren.

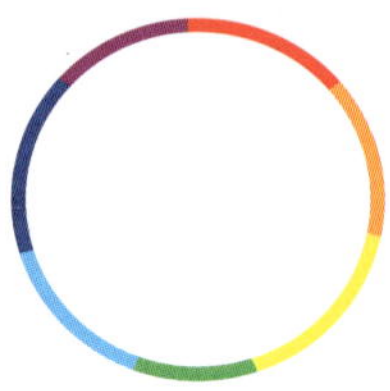

DIE ZEHN INDIANISCHEN GEBOTE

Behandle die Erde und alles, was darauf lebt, mit Achtung.

Bleib stets dem Großen Geist nah.

Erweise deinen Mitgeschöpfen großen Respekt.

Arbeite zum Nutzen der ganzen Menschheit
mit anderen zusammen.

Gib Hilfe und Freundlichkeit, wo es nötig ist.

Kümmere dich um das Wohlergehen von
Körper und Geist.

Widme einen Teil deines Strebens dem Gemeinwohl.

Sei immer ehrlich und redlich.

Übernimm die volle Verantwortung für dein Tun.

DIE KRAFT
(Kraftsegen)

Auch dieser Kraftsegen, zusammen mit den entsprechenden Bewegungen, spricht mehrere Chakren an. Man kann ihn vor oder nach der Yogazeit machen.
Ich schließe meine Meditation morgens damit ab und begrüße so den Tag.

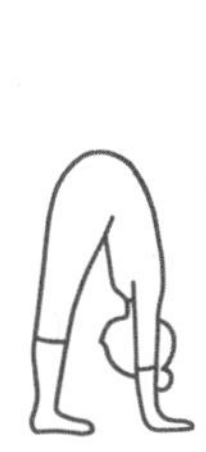
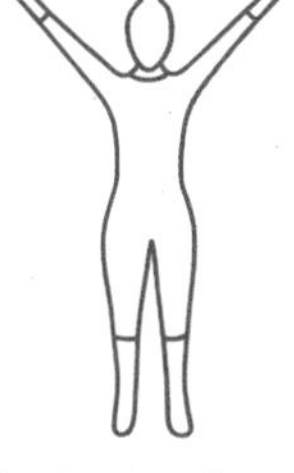

Die Kraft von unten stärke mich und lasse mich wachsen wie die Blume im Sonnenlicht

Aus einer Vorwärtsbeuge einatmend
Die Arme und den Rumpf hochstrecken

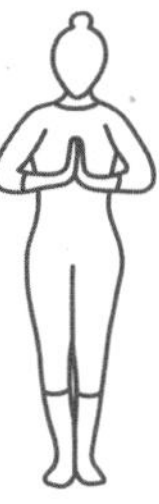

Die Kraft von oben öffne mich und fließe durch mich hindurch wie der Tau am Morgen

Die Arme leicht öffnen, Hände wieder schließen, Namaste, und bis zum Herz herunter führen

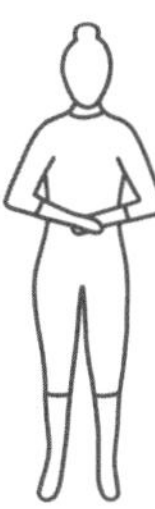

Die Kraft der Mitte schütze mich,

Hände übereinander auf den Bauch legen

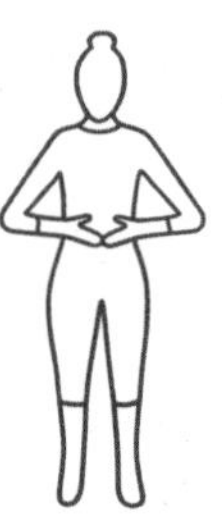

nähre mich,

Die Hände gehen etwas weg vom Bauch, die Fingerspitzen berühren sich

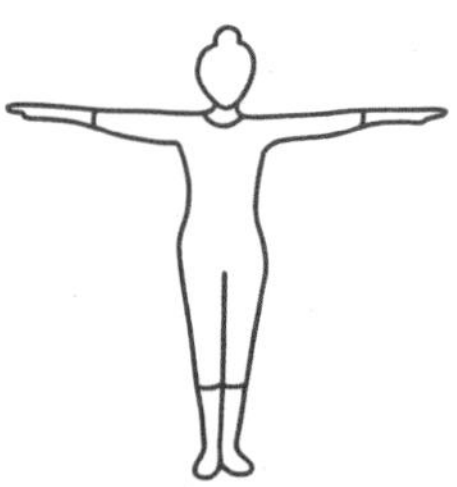

und weite mich!

Arme weit zur Seite in Schulterhöhe öffnen

WORTERKLÄRUNGEN

Die nächsten Seiten sind meine Fleißarbeit für dich. Damit musst du nicht jedes Wort und jeden Begriff, den du nicht kennst, nachschauen.

Adrenalin
Adrenalin ist ein Stresshormon. Es bildet sich in den Nebennieren und wird ins Blut ausgeschüttet. Der Körper kommt auf diese Weise ganz schnell an seine Energiereserven, die er im Notfall vielleicht brauchen kann.

Alchemie
Die Lehre von der Eigenschaft der Stoffe und ihre Reaktionen.

Aromatherapie
Über Düfte von Pflanzen, die zu Aromaölen verarbeitet worden sind, kann Heilung erfolgen. Falls du müde bist, kannst du Orangen- oder Zitronenduft in eine Duftlampe geben. Es hilft dabei, wieder konzentrierter und wacher zu werden. Ich liebe Lavendelduft zum Entspannen in der Badewanne und Rosenduft, wenn ich mich schön fühlen will.

Asanas
Sanskrit-Name für Yogastellungen und Yogahaltungen.

Ätherische Öle
Duftöle benutzen wir, um die Stimmung zu verbessern.

Aura
Für die meisten Menschen ein nicht sichtbares Energiefeld um den Körper. Die Menschen, die es sehen können, sehen die Aura in unterschiedlichen Farben, je nachdem, wie sich der beobachtete Mensch fühlt.

Ayurveda „Wissen vom Leben"
Eine traditionelle indische Heilkunst.

Bachblüten
Die Bachblüten bestehen aus eine Flüssigkeit, die aus bestimmten Mischung von verschiedenen Blüten und Wasser hergestellt wird, Dr. Edward Bach hat vor ca. 60 Jahren diese Pflanzen mit einem Gefühlszustand verbunden (z.B. hilft die Pflanze *Bleiwurz [Cerato]* bei Unsicherheit und zu wenig Vertrauen in die eigene Meinung). So kannst du über einen bestimmten Zeitraum täglich bis zu fünf Tropfen von dieser Mischung nehmen. Als ich eine Zeitlang schlecht schlafen konnte, habe ich Bachblüten für die Nacht genommen. Mir hat es sehr gut geholfen.

Depression
Eine psychische Störung. Totales Niedergeschlagensein, nur dunkle und schlechte Gedanken, der Verlust von Freude

Ebbe und Flut
Ebbe und Flut entstehen durch die Anziehungskraft des Mondes. Ebbe ist die Zeit, wenn das Wasser von der Küste wegfließt. Flut ist die Zeit, wenn das Wasser wieder auf die Küste zufließt.

Emotionen
Ein anderes Wort für Gefühle

Energie
Physische Energie
Die körperliche Kraft des Menschen

Psychische Energie
Die geistige Kraft des Menschen (Gedankenkraft)

Feinstoffliche Energien
Nicht sichtbare und fühlbare Energien in unserem Körper. Chakren sind feinstoffliche Energiezentren

Spirituelle Energien
Innere Energien, die uns mit dem Universum verbinden

Entwicklungsphasen
Zeitabschnitte, in denen bestimmte Entwicklungen ablaufen

Frequenz
von lat. Frequentia – Häufigkeit
Eine Größenangabe von Schwingungen. Wie häufig und wie schnell Schwingungen aufeinanderfolgen, z.B. Ton (Schallwellen), eine elektrische Welle (wie bei deinem Fernseher), eine Farbe, die Zeiger bei deiner Uhr oder die Schwingung beim Wechselstrom der Steckdosen

Funkwellen
Elektromagnetische Wellen. Natürliche Funkwellen werden ständig von der Sonne und den anderen Gestirnen ausgestrahlt. Sie entstehen auch aus Bewegungen der Erdkruste oder durch Blitze. Die Menschen entdeckten die Funkwellen und entwickelten Geräte zu ihrer Erzeugung (z.B. werden sie für dein Handy, Radio und deinen Computer gebraucht)

Galaxie
Eine Galaxie enthält Sterne, Gas und Staub, die durch ihre eigene Gravitation (Anziehungskraft) zusammengehalten werden. Sie kann Millionen oder sogar Milliarden Sterne enthalten. Es gibt Milliarden von Galaxien im Universum. Die Galaxie, in der wir leben, heißt Milchstraße.

Gemütszustand
So wie du dich gerade fühlst.

Gene
Informationen, die du von deinen Eltern vererbt bekommen hast (z.B. ein bestimmter Körperbau).

Generation
Bestimmter Abstand von einer Altersgruppe, wie die Generation der Eltern, die Generation der Großeltern, die Generation der Kinder und so weiter.

Homöopathie
Homöopathie ist ein Bereich der Alternativmedizin. Ihre Idee ist es, Ähnliches mit Ähnlichem (in sehr verdünnter Form) zu heilen. Das heißt, wenn eine Substanz am gesunden Körper ähnliche Symptome verursacht wie eine Krankheit, so hilft sie dem Körper, der diese Krankheit hat. Sie wurde von Samuel Hahnemann 1801 erfunden. Heilpraktiker arbeiten mit der Homöopathie.

Hormone, Hormonsystem
Hormone sind Substanzen, die an einer Stelle im Körper gebildet werden, um an einer anderen Stelle im Körper zu wirken (z.B. Wachstumshormone).

Ida
Ida ist ein Nadi. Ein Nadi ist ein Energiekanal, durch Ida fließt die Mondenergie. Es steht für das Weibliche, die Intuition und das Empfangen. Seine Wurzel hat es im Beckenboden. Es verläuft entlang der linken Seite des Körpers und kreuzt dann die rechte Gehirnhälfte, dann wieder den Punkt zwischen den Augenbrauen und endet am linken Nasenloch.

Intuition
Instinkt, Gefühl aus dem Bauch heraus. Wird auch gerne sechster Sinn genannt.

Kelten
Die Kelten sind eine alte Volksgruppe aus der Eisenzeit in Europa.

Kohlendioxid
Unsere Atemluft besteht zu 78 Prozent aus Stickstoff, zu 21 Prozent aus Sauerstoff, zu 0,03 Prozent aus Kohlendioxid und zu 0,07 Prozent aus Edelgas.
Beim Einatmen kommt Sauerstoff in die Lunge und wird an das Blut abgegeben. Das Blut verteilt den Sauerstoff im ganzen Körper und befördert Kohlendioxid zurück. Kohlendioxid ist ein Abfallprodukt des Stoffwechsels, das beim Ausatmen aus dem Körper entfernt wird.

Kommunikation

Im Gespräch miteinander sein – auch ohne Worte

Kultur ist das, was der Mensch sich ausdenkt, sagt und erschafft. Kulturen sind bestimmte Verhaltensweisen in verschiedenen Ländern. Jeder Erdteil hat eine andere Kultur. Die Menschen in Asien leben z.B. anders als die Menschen in Europa.

Körper

Das Gehirn

Das Gehirn sendet wie ein Computer an die einzelnen Glieder und Organe Befehle und Botschaften aus. Es speichert Erfahrungen. Es gibt das Großhirn und das Kleinhirn.

Das Gesicht

Zum Gesicht gehören die Sinnesorgane Augen, Nase, Mund und Ohren. Mit all diesen Organen kannst du vielfältige Informationen aufnehmen.

Die Augen

Die Augen können Dinge erkennen, Farben unterscheiden und Bewegungen wahrnehmen. Augen „wie ein Adler " (also sehr gute Augen) zu haben finde ich toll; leider bin ich sehr kurzsichtig und kann nicht so gut sehen.

Die Nase

Durch die Nase atmen wir ein und aus. Außerdem ist sie, wie der Mund, der Eingang für die Luft in der Lunge. Wir können mit ihr eine Billion (eine Eins mit 12 Nullen) Gerüche wahrnehmen. Mit Gerüchen können Gefühle verbunden sein.

Die Ohren

Lange bevor du sehen kannst, hörst du schon, nämlich im Bauch der Mutter (das Gluckern des Blutes, den Herzschlag und die Stimme der Mutter und die Stimmen der Umgebung, alles gedämpft). Außerdem hilft dir ein Gleichgewichtsorgan am Innenohr bei der Balance.

Der Mund

Mit Hilfe der Zunge und der Stimmbänder teilen wir uns mit. Es gibt sehr viele Redensarten über den Mund (z.B. „sich den Mund fusselig reden" oder „jemandem etwas in den Mund legen“ sowie „sich etwas vom Munde absparen“ und so weiter).

Der Kiefer, die Zähne und die Kehle

Die Zähne im Mund helfen nicht nur dabei, unser Essen zu zerkleinern, sie sind auch mit dem restlichen Körper verbunden. Krankheiten können über kranke Zähne erkannt und verhindert werden. Der Kiefer hält die Zähne fest. Gefühle werden manchmal in der Kehle und dem Kiefer festgehalten. Wenn man seinen Zorn, seine Wut oder seine Trauer nicht zeigen darf, beißt man die Zähne zusammen. Das führt zu Verspannungen und Schmerzen.

Das Großhirn

Das Großhirn steuert Denken und Handeln. Es bringt alle Informationen in einen sinnvollen Zusammenhang.

Das Kleinhirn

Das Kleinhirn sammelt alle Informationen, die es von außen und innen erhält. Es verarbeitet sie und sendet Befehle zu den Organen. Das Kleinhirn gehört zum Hinterhirn. Im Kleinhirn werden Bewegungen und das Gleichgewicht abgestimmt. Es arbeitet unbewusst.

Das vegetative Nervensystem

Das vegetative Nervensystem übernimmt Aufgaben, die das Gehirn nicht bewusst steuern kann, z.B. den Herzschlag und die Verdauungsvorgänge. Sehr starke Aufregung vor Prüfungen, Zittern mit den Händen, starker Herzschlag und angespannten Muskeln gehören auch dazu, ebenso wie das „Rotwerden“, wenn dir etwas peinlich ist. Du hast bestimmt auch schon einmal Redewendungen gehört wie: „Ist dir eine Laus über die Leber gelaufen?“, oder „Die Mathearbeit liegt dir im Magen?“, oder „Mir ist die Galle hochgekommen“.

Der Blutkreislauf

Der Blutkreislauf ist der Weg, den das Blut im Körper durch die Adern zurücklegt. Er unterteilt sich in den kleinen Lungenkreislauf und den großen Körperkreislauf.

Der Brustkorb

Der Brustkorb besteht aus dem Brustbein und den Rippen. Er schützt das Herz, die Lungen und die inneren Organe (der Magen, die Leber, die Milz und die Nieren). Die wichtigsten Blutgefäße und Luftwege des Körpers befinden sich hier.

Der Hals

Am hinteren Hals befinden sich nicht nur die wichtigen Halswirbel, sondern auch alle Muskeln des Nackens.
Durch falsches Sitzen, das Tragen deiner schweren Schultasche oder das Schieben des Kopfes nach vorne (der beliebte Hühnchenblick) verspannen sich die Muskeln schnell schmerzhaft. Dadurch bekommen einige von euch auch öfter Kopfschmerzen.

Der Kreislauf

Das Herz-Kreislauf-System besteht aus dem Herz und den Adern. Es versorgt den Körper mit wichtigen Nährstoffen und Sauerstoff. Knochen sind das Gerüst des Körpers, sie werden durch die Gelenke, Bänder und Muskeln zusammengehalten.

Der Schädel

Der Schädel formt das Gesicht und schützt das Gehirn.

Der Stoffwechsel

Der Stoffwechsel ist die chemische Umwandlung von Nährstoffen in den Zellen, die mit dem Essen aufgenommen werden, sowie von körpereigenen Stoffen. Der Stoffwechsel ist die Grundlage aller lebenswichtigen Vorgänge im Körper. Die Nährstoffe der Zellen werden verstoffwechselt, das heißt, abgebaut, umgewandelt und zu neuen Produkten aufgebaut. Über den Blutkreislauf werden die Nährstoffe in die Zellen verteilt.

Die Haut

Die Haut ist unser größtes Organ. Sie schützt den Körper vor Kälte, Hitze und krank machenden Keimen. Sie kann auch Sauerstoff aufnehmen und Kohlendioxid abgeben.

Die Hypophyse

Die Hypophyse (Hirnanhangdrüse) ist miniklein (1g), so groß wie ein Kirschkern und hängt an der Unterseite des Gehirns. Sie ist sehr wichtig bei der Regulierung der Hormone, die wir für das Wachstum, die Fortpflanzung und den Stoffwechsel brauchen.

Die Lunge

Die Lunge ist eines der größten Organe des Körpers und sie arbeitet eng mit dem Kreislaufsystem zusammen. Sie ist unser Atemorgan. Sie besteht aus zwei großen Schwämmen, die den Sauerstoff aus unserer Atemluft aufnehmen und beim Ausatmen Kohlendioxid abgeben. Wenn du Yoga oder Sport machst, trainierst du deine Lungen, weil sie bei Anstrengung mehr Luft verbrauchen.

Die Schilddrüse

Die Schilddrüse ist ein kleines Organ unterhalb des Kehlkopfs. Es sieht einem Schmetterling ähnlich. Es ist sehr wichtig. Ihre Hormone steuern den gesamten Stoffwechsel, das Herz und den Kreislauf, den Magen und den Darm, das Wachstum, die Nerven und die Muskeln.

Die Thymusdrüse

Die Thymusdrüse befindet sich in der Brust. Sie ist verantwortlich dafür, unser Immunsystem zu entwickeln. Die Zellen, die sich in ihr entwickeln, halten Eindringlinge ab. Sind wir glücklich, arbeitet die Thymusdrüse, sind wir unglücklich, verschließt sie sich.

Zirbeldrüse

Die Zirbeldrüse (Epiphyse) sieht aus wie ein minikleiner Pinienzapfen. Sie steuert unsere innere Uhr, reguliert den Schlaf und erhöht unsere Intuition.

Kosmische Gesetze
Die natürlichen Gesetze der Ordnung des Universums

Koshas
Sanskrit für Hülle, Schicht oder Gefäß

Kraftsatz
Mit Hilfe deiner Gedankenkraft positive Gedanken in Form eines Kraftsatzes in dein Leben bringen. Sprich diesen so oft wie möglich täglich laut oder leise aus. Schreibe dir deinen Kraftsatz auf.

Mantra
Ein heilender Sprechgesang, der gerne beim Yoga gesungen wird. Er beruhigt, konzentriert und vermittelt positive Gedanken. Es kann auch nur aus einem Wort bestehen. Das *Om* ist ein sehr bekanntes Mantra.

Meditation
Sich durch Ruhe und Konzentration in einen veränderten Bewusstseinszustand bringen.

Mudra
mud bedeutet „glücklich sein", ra bedeutet „geben"
Mudra ist sanskrit und bedeutet „das, was Freude bringt". Es bezeichnet eine bestimmte Fingerhaltung. Wir machen es beim Yoga oft beim Meditieren oder Singen. Zum Beispiel ist das Schließen von Daumen und Zeigefinger das Symbol für das *Om*. Es wirkt positiv auf Körper und Seele.

Mythologie
Alle alten Erzählungen über ein Volk und dessen Leben

Mythologisches Tier
Das sind manchmal Tiere, die so in der Natur nicht vorkommen (wie z.B. ein Einhorn).

Nadis
Nadi bedeutet Kanal oder Röhre
Im Ayurveda stehen sie im physischen Körper für Blutgefäße und Nerven, im feinstofflichen Körper für Energiekanäle

Namaste
Namaste ist eine Begrüßungsgeste in Asien und bei allen Yogis. Die Handflächen werden vor dem Herzen geschlossen, der Kopf verneigt sich mit dem Sprechen von *Namaste*. Es bedeutet „Ich begrüße das Göttliche (das Licht) in dir".

Organismus
Damit sind die ganzen Organe und Vorgänge im Körper eines Lebewesen gemeint.

Philosophie
Das Hinterfragen der Welt und das Verstehen des menschlichen Lebens.
Yoga-Philosophie
Das Hinterfragen und Verstehen der Wirkungen von Yoga auf den Menschen.

Physiologie
Die Lehre von den Körperfunktionen.

Pingala
Pingala ist ein Nadi. Ein Nadi ist ein Energiekanal und Pingala ein Träger der Sonnenenergie. Er steht für das Männliche, das Rationale und das Sich-Durchsetzen. Seine Wurzeln hat er im Beckenboden. Er verläuft an der rechten Seite des Körpers hinauf, kreuzt dann die linke Gehirnhälfte und den Punkt zwischen den Augenbrauen und endet am rechten Nasenloch.

Polarität
Es geht immer um zwei gegensätzliche Gruppen zu einem gleichen Thema (wie Junge und Mädchen, Liebe und Hass, hell und dunkel, weich und hart). Es heißt, dass alles in der Welt zwei verschiedene Pole besitzt.

Prana
Das Wort *Prana* kommt aus dem Sanskrit (altindische Gelehrtensprache) und bedeutet „Lebensatem".

Regeneration
Rückgewinnung von Kraft, sich ausruhen, erholen, entspannen durch verschiedene Methoden, wie z.B. Yogahaltungen, Meditation oder Reiki.

Reiki
Reiki ist eine Heilkunst durch das Handauflegen. Es steht für „Universelle Lebensenergie". Es führt zur Entspannung, hilft bei Stressabbau und regt die Heilung an. Für mich gehört Reiki genauso wie der Yoga zu meinem täglichen Leben. Es ist das Erste, was ich mir gebe, wenn ich morgens aufwache.
Bei einer Reiki-Lehrerin kannst du lernen, dir selber Reiki zu geben.

Rotation
Die Bewegung eines Punktes um eine Achse. Ein Satellit *(lat. für Begleiter, Leibwächter)* ist in der Raumfahrt ein künstlicher Raumflugkörper, der einen Himmelskörper auf einer Umlaufbahn umkreist. Das Ziel sind wissenschaftliche, militärische oder kommerzielle Zwecke.

Sanskrit
Sanskrit ist eine alte indische Sprache. Alle Yogastellungen haben einen Sanskritnamen, der vom Yogalehrer oder der Yogalehrerin für dich in die deutsche Sprache übersetzt wird.

Schwingung
Bei einer Schwingung wandert die Energie zwischen zwei Energieformen hin und her.

Seele
Das tiefste Innerste eines jeden Lebewesens.

Spirituelles Bewusstsein
Das Wissen darum, dass jeder Mensch mit allem im Universum verbunden ist.

Symbol
Ein Symbol ist ein Zeichen (z.B. ein Stoppschild).

Transformation
Umwandlung, z. B. von schlechten Gefühlen in gute Gefühle.

Universum
Ein riesiger Raum, der alle existierende Materie und Energie umfasst.

Visualisierung
Innere Bilder, sich etwas mit geschlossen Augen vorstellen können.

Weisheit
Dinge, die wir in unserem Leben lernen und gut für uns und andere einsetzen können.

Wissenschaft
Die Wissenschaft beschäftigt sich mit Erfahrungen und Erkenntnissen in der Natur, Technik, Gesellschaft und des Geistes.

Yin-Yang
Yin und Yang stehen für die weibliche Energie und die männliche Energie.

Yoga
Yoga kommt von dem Wort „yugit", was so viel bedeutet wie „miteinander verbinden". Damit ist gemeint, dass der Körper, die Seele und der Geist des Menschen beim Yoga miteinander verbunden werden.
Der *Körper* wird beweglich und bleibt gesund durch Körperübungen. Der *Geist* (die Gedanken) können ruhig werden.
Die *Seele* (das Innerste von dir) fühlt sich wohl.

QUELLENANGABEN

Quellen:

- Schriftliche Skripte aus einer Yoga-Workshop-Reihe mit Renate Ockel: Der energetische Körper.
- (Leporello aus Privatbesitz) Angelika Wauters: Chakren entstehen.
- Joanna Crosse: Körper, Geist, Seele und Natur. Könemann, Köln 1999
- (eine Serie zum Thema „Chakren aus der Zeitschrift „Sein" (www.sein.de) Brenda Davies: Chakren-Serie.Aquamarin Verlag, Grafing 2007f.
- Bodo J. Baginski und H. G. Hoffmann: Die Chakras. Context Verlag
- Mark Singelton: Yoga mit Kindern.Nymphenburger, München 2004
- Marsha Wenig: YogaKids. Riva, München 2009
- Els Valkenburg: Der Reiki-Ratgeber. Iris, Saarbrücken 22013 (Neuaufl,)
- Schuhmann Frequenz: 10 Dinge über die Chakras, das kleine Lexion der Energiezentren
- Carmen Ramirez Schmidt: Das Kinder-Yoga-Mitmach-Buch. Via Nova, Petersberg 2008

Internetquellen:

- Karin Steiger und Dirk Bock: Gesund durch Yoga, Chakren- und Energiearbeit. 2006
- Die unterbewusste Blumensprache (Vadim Tschenze)
- Maria und Gerald Huber: Trommelklang
- Die Erdchakren (Robert Coon)
- Aromatherapie (Shirley Price)
- www.satureja.de (Gabriela Stark)
- www.astrosohie.com
- www.karmakids.de
- www.paraportal.org
- www.medizin-fuer-kids.de
- www.yoga-vidya.de
- www.narayanananda.de
- www.blinde-kuh.de
- www.giesow.de
- www.elis-dreamcatcher.com
- www.brauchtumsseiten.de
- www.sternseiten.net
- www.seelenwissen.com
- www.spirituelleseiten.de
- www.planet-wissen.de
- www.angelfire.com
- www.zentrum-der-gesundheit.de
- www.vigeno.de (die unbewusste Blumensprache)
- www.fogo-sagrado-muenchen.de
- www.yoga-aktuell.de
- www.astronode.de
- www.reikiactivo.com
- www.traum-klaenge.de
- www.sternenzeichen.net
- www.giesow.de
- www.astronode.de
- www.heilpraxis-hill.sh
- www.focus.de/Gesundheit

DIE AUTORINNEN

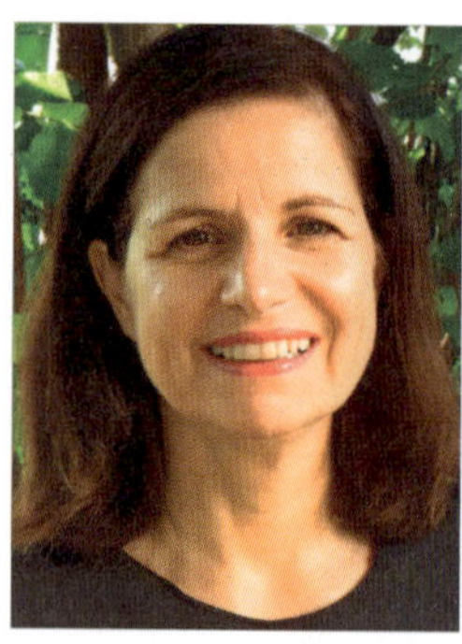

CARMEN RAMIREZ SCHMIDT ist Mutter, Erzieherin, Yoga- und Reikilehrerin. Ihr Yogaweg hat sie 1990 zum Iyengar Yoga geführt, dessen Inhalte sie bis heute begeistern und erfüllen. Mit sehr viel Freude gibt sie seit 1998 ihre Erfahrungen in Kursen für Kinder, Jugendliche und Erwachsene weiter. Ihre Kreativität und ihre vielen Ideen finden sich in zahlreichen Produkten zum Thema Kinderyoga auf ihrer Webseite wieder.
www.kinder-yoga-berlin.de

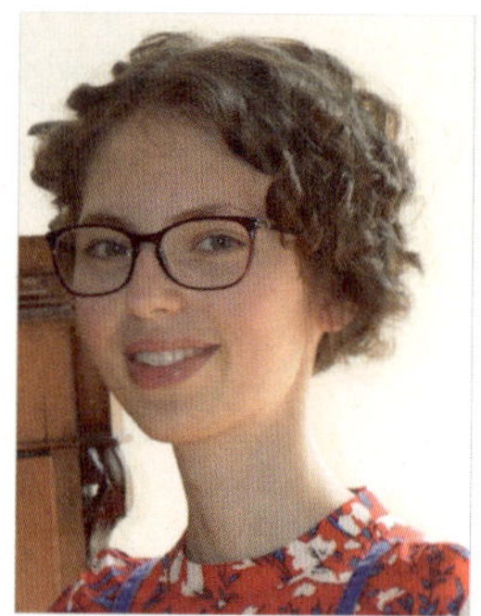

KATHARINA LEWE ist eine langjährige Yogaschülerin von Carmen Ramirez Schmidt.Mit ihrem Eintritt in die Erwachsenengruppe ihrer Lehrerin entstand eine fruchtbare Zusammenarbeit. Durch ihr gestalterisches Talent wurden die Inhalte dieses Buches zugänglich und anschaulich.

WEITERE PRODUKTE VON CARMEN RAMIREZ SCHMIDT

Das Kinder-Yoga-Mitmach-Buch
Dieses Buch im DIN-A4-Format ist aus der Praxis für Kinder von 6 bis 14 Jahren geschrieben. 70 verschiedene Yogahaltungen auf großen ansprechenden Fotos mit kindgemäßen Beschreibungen helfen beim selbstständigen Üben. 7 Yoga–Übungssequenzen in Form von Geschichten, Schutzengel zum Selbergestalten, Kraftsätze und einiges mehr ist in dem Buch zu finden.
Via Nova Verlag ISBN 978-3-86616-117-7

Kinderyoga-ABC
Ein sehr ansprechendes farbenfrohes Buch im DIN-A5-Format mit Spiralbindung. Für alle 27 Buchstaben im Alphabet steht eine Yogahaltung, die mit einem Reim verbunden ist.

Kinderyoga-Plakat
Das Plakat im DIN-A3-Format ist in Farbe und zeigt 35 Haltungen. Kinderyoga-Plakat mit Geschichte – Drei Freunde.

Yoga-Reim-Plakat – Sitzende Yogahaltungen
Das Plakat im DIN-A3-Format ist in Farbe und zeigt sechs Karten mit Yogahaltungen und passenden Reimen. Sie können in der Reihenfolge, wie sie aufgeführt sind, nachgemacht werden.

Yoga-Memo
Ein besonderes Spiel für Kinder und Erwachsene. Finde die Karten mit der gleichen Yogahaltung! Kannst du die Yogahaltung nachmachen? Toll, dann zeige sie den anderen.
40 Kartenpaare à 54 x 54 mm in einer silbernen Metallbox. In einem beiliegenden Heftchen wird die Ausführung jeder Yogahaltung genau erklärt. Ein Spiel für zu Hause, den Kindergarten, die Schule und die Yogagruppe. Einsetzbar in jedem Unterricht! Das Memo ermöglicht verschiedene Spielformen.

Yoga-Lernkarten
Ein Set enthält 35 Karten im DIN-A6-Format. Die Kinder machen die Yogahaltungen nach, die sie auf der Karte sehen. Durch die Reime merken sich die Kinder die Yogahaltungen schnell und leicht. Das Set ermöglicht verschiedene Spielformen.

Alle Produkte und mehr sind bei Carmen Ramirez Schmidt unter www.kinder-yoga-berlin.de erhältlich.

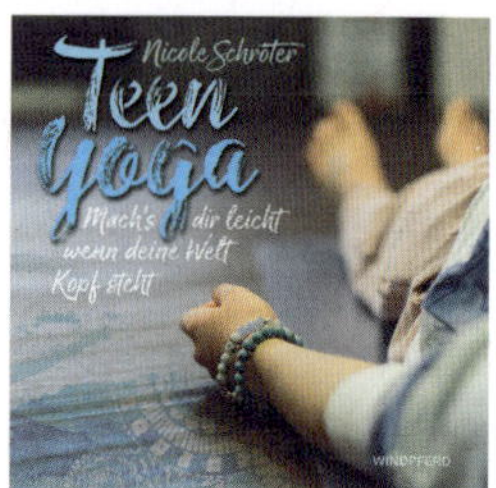

Nicole Schröter

Teen-Yoga

Mach's dir leicht, wenn deine Welt Kopf steht

Die Hormone fahren Achterbahn und der Körper ist unförmig? Dann tut es gut, wild wie ein Krieger zu sein oder im Fisch das Herz zu öffnen. Teenyoga ist ein Entschleunigungs-Ratgeber, der dir in einer schwierigen Lebensphase Leichtigkeit und gleichzeitig Stabilität in den Alltag bringt.

224 Seiten, farbig · ISBN 978-3-86410-188-5

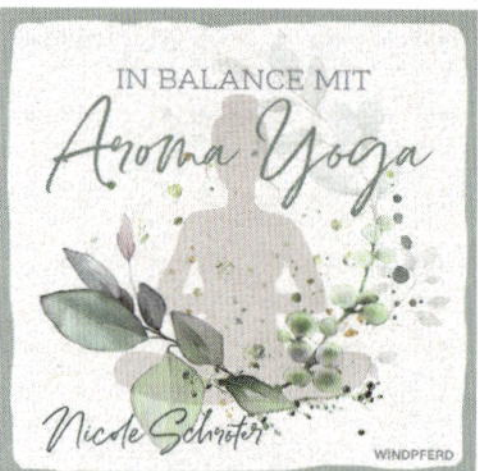

Nicole Schröter

In Balance mit Aroma-Yoga

Yoga gibt es mittlerweile in den verschiedensten Varianten und Formen. Die alte Yogatradition hat sich längst weiterentwickelt und so kommen im Aroma Yoga zwei Wirkweisen zusammen, die sich gegenseitig unterstützen und auf sanfte Art ergänzen. Die Heilkraft der Pflanzen in Form von ätherischen Ölen und die Wirkung von Yogahaltungen bekräftigen sich und vertiefen so die Yogapraxis. Alltagsbeschwerden wie mentale Erschöpfung, Kopfschmerzen und Schlafprobleme können gemildert werden.

216 Seiten, farbig · ISBN 978-3-86410-276-9

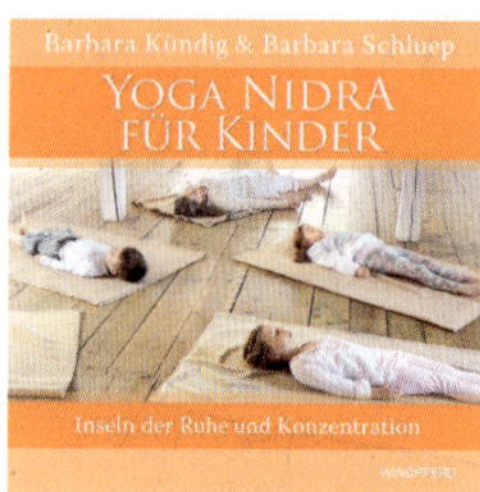

Barbara Kündig & Barbara Schluep

Yoga Nidra für Kinder

Inseln der Ruhe und Konzentration

Das neue Buch der Erfolgsautorin Barbara Kündig, zusammen mit Barbara Schluep, vermittelt die wichtigsten Informationen über Yoga Nidra und erklärt, warum diese Methode bereits für Kinder so empfehlenswert ist. Damit wendet es sich sowohl an Eltern, als auch an Lehrpersonen und Therapeuten, die mit Kindern arbeiten möchten.

88 Seiten mit Anleitungs-CD · ISBN 978-3-86410-098-7

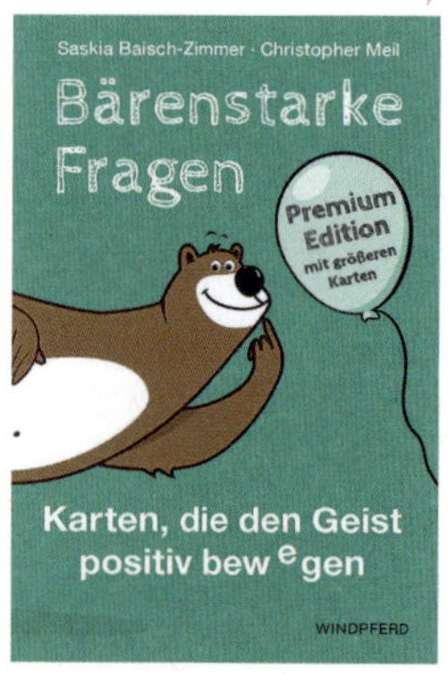

Saskia Baisch-Zimmer & Christopher Meil

Bärenstarke Fragen – Premium Edition

Karten, die den Geist positiv bewegen

Dieses Kartenset handelt von einer immensen Kraft: der Kraft der bärenstarken Fragen. Geschickt gestellte Fragen setzen bärenstarke Kräfte frei, die dir Energie geben und deine innere Weisheit stärken. Wenn du dir deine bisherigen Gedanken und Fragen bewusst machst und dich für die Kraft der bärenstarken Fragen öffnest, wird sich dein Leben positiv verändern. Je häufiger diese Fragen verwendet werden, desto mehr richtet sich das Denken auf die positiven Dinge im Leben und auf die vielen Lösungsmöglichkeiten aus.

Kartenset 54 Karten + 16-seitiges Booklet · ISBN 978-3-86410-219-6

www.windpferd.de